**O PAPEL DO OUTRO NA ESCRITA
DE SUJEITOS SURDOS**

Dados Internacionais de Catalogação na Publicação (CIP)
(Câmara Brasileira do Livro, SP, Brasil)

Guarinello, Ana Cristina
 O papel do outro na escrita de sujeitos surdos / Ana Cristina Guarinello.
– 2. ed. – São Paulo: Plexus, 2007.

Bibliografia
ISBN 978-85-85689-80-3

1. Comunicação escrita 2. Linguagem - Aquisição 3. Surdez 4. Surdos
- Educação - Linguagem 5. Surdos - Educação-Português 6. Surdos - Meios
de comunicação I. Título.

06-8864   CDD-371.912

Índice para catálogo sistemático:

1. Surdos : Linguagem escrita : Aquisição :
Papel do outro : Educação 371.912

Compre em lugar de fotocopiar.
Cada real que você dá por um livro recompensa seus autores
e os convida a produzir mais sobre o tema;
incentiva seus editores a encomendar, traduzir e publicar
outras obras sobre o assunto;
e paga aos livreiros por estocar e levar até você livros
para a sua informação e o se entretenimento.
Cada real que você dá pela fotocópia não autorizada de um livro
financia um crime
e ajuda a matar a produção intelectual de seu país.

ANA CRISTINA GUARINELLO

O PAPEL DO OUTRO NA ESCRITA DE SUJEITOS SURDOS

O PAPEL DO OUTRO NA ESCRITA DE SUJEITOS SURDOS
Copyright © 2007 by Ana Cristina Guarinello
Direitos desta edição reservados por Summus Editorial

Editora executiva: **Soraia Bini Cury**
Assistente editorial: **Bibiana Leme**
Capa: **Ana Clara Torres, com imagem da Stock Exchange (Mile Mays e Rodolfo Clix)** – Óleo sobre telaPlastics
© **Giovanni Giacometti / Visipix.com**
Projeto gráfico: **Raquel Coelho / Casa de Idéias**
Diagramação: **Raquel Coelho / Casa de Idéias**

Plexus Editora
Departamento editorial:
Rua Itapirucu, 613 – 7º andar
05006-000 – São Paulo – SP
Fone: (11) 3872-3322
Fax: (11) 3872-7476
http://www.summus.com.br
e-mail: plexus@plexus.com.br

Atendimento ao consumidor
Summus Editorial
Fone: (11) 3865-9890

Vendas por atacado
Fone: (11) 3873-8638
Fax: (11) 3873-7085
email: vendas@summus.com.br

Impresso no Brasil

A todos os surdos que me ensinaram
a escutar a voz do silêncio.
Ao Ale e a Clara, que iluminam minha vida.

A meu marido, Alexandre, por todos os momentos,
pela compreensão, pela dedicação, pelo amor,
por nossa vida juntos.

A Clara, por desde tão pequena fazer parte
deste projeto e por ter transformado nossas vidas.

A meus pais, Paulo e Dulce, por sempre
acreditarem em mim.

A Maria Cristina da Cunha Pereira,
por toda a ajuda no decorrer desta obra.

Às queridas amigas, colegas de trabalho e
discussão, companheiras de angústias
e alegrias, Ana Berberian,
Ana Santana e Giselle.

Aos surdos, por me permitirem
enxergar e acreditar nas diferenças.

À professora Reny Gregolin, por
todas as suas orientações.

A todos aqueles que de alguma forma
contribuíram para que esta obra
fosse concretizada.

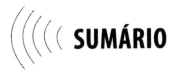# SUMÁRIO

Prefácio **11**
Introdução **15**
1 – Estudos sobre a surdez: concepções e práticas **19**
    Um breve olhar histórico sobre a educação de surdos 19
    Práticas com a linguagem e o trabalho com sujeitos surdos 35

2 – A proposta bilíngüe: língua de sinais e escrita **45**
    A proposta bilíngüe 45
    A língua de sinais 49
    A linguagem escrita na surdez 52

3 – Trabalhando a escrita na surdez **61**

4 – O papel do outro na escrita de surdos **89**

Conclusão: Que direção tomar? **137**
Referências bibliográficas **145**

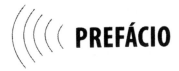 **PREFÁCIO**

Na literatura sobre surdez, são muitos os trabalhos que fazem referência aos problemas que as pessoas surdas comumente apresentam na escrita da língua portuguesa. Frases mal estruturadas, nas quais faltam preposições, conjunções e flexões nos verbos, parecem caracterizar a escrita de todos os surdos. É como se fizessem parte do quadro da surdez.

As queixas são, em geral, muito semelhantes; o que muda são as explicações para as dificuldades. Se os surdos são submetidos a um trabalho que enfatiza a fala, os problemas que apresentam na escrita podem ser explicados pela dificuldade de percepção por meio da leitura orofacial. Por outro lado, se são usuários da língua de sinais, os problemas são freqüentemente explicados pela interferência dessa na língua portuguesa.

Independentemente da ênfase na modalidade oral da língua portuguesa ou na língua de sinais, uma explicação para as dificuldades que os surdos apresentam na escrita pode ser buscada na concepção de língua que tem fundamentado o ensino do português para surdos.

Até pouco tempo, o ensino tinha início com a seleção de palavras que eram apresentadas com o apoio no concreto, primeiramente objetos e depois figuras. Essas palavras eram posteriormente utilizadas em estruturas frasais preestabelecidas pelos professores e deveriam ser memorizadas e usadas corretamente pelos alunos.

O foco na palavra levou os alunos surdos a prestar atenção às palavras individualmente, preocupando-se em entender o significado literal de cada uma e não em buscar um sentido mais amplo no texto. O trabalho com estruturas frasais respondeu pelo uso de frases estereotipadas, usadas de forma mecânica e em contextos bastante previsíveis.

Mais recentemente, assim como ocorreu na educação de ouvintes, também na de surdos observou-se o aparecimento de algumas propostas que têm como foco o discurso, mais precisamente os textos escritos. Este livro de Ana Cristina Guarinello, que tenho o prazer de prefaciar, é uma delas.

Diferentemente de outras propostas, que tomam o texto como foco, no entanto, este livro traz a análise de textos produzidos por quatro adolescentes surdos, atendidos pela autora em sessões individuais de tratamento fonoaudiológico, por um período de dois anos, o que possibilita ao leitor observar o efeito do trabalho.

Não é minha intenção apresentar aqui toda a proposta, uma vez que o leitor poderá conhecê-la com detalhes ao longo do livro. Gostaria, no entanto, de chamar a atenção para alguns pontos que considero contribuições significativas para a área da surdez. O primeiro se refere à ênfase que a autora atribui à parceria *adulto ouvinte* e *aluno surdo*, ambos usuários da língua de sinais. Essa parceria esteve presente todo o tempo: na leitura, momento em que os interlocutores conversavam sobre o texto em língua de sinais, durante a produção do texto pelo aluno, quando discutiam a melhor forma de expressar as idéias em português, construindo juntos o sentido dos textos, e também na (re)construção conjunta de um texto em português, por meio da combinação das idéias do surdo e do conhecimento da língua portuguesa da terapeuta. Essa atividade, que Marcuschi chama de retextualização, é usada sistematicamente pela autora/fonoaudióloga para aproximar o texto do aluno do português padrão. Cabe destaque especial para o papel da retextualização no desenvolvimento da língua portuguesa pelos sujeitos da pesquisa.

Como refere Ana Cristina, a retextualização permitiu aos sujeitos perceber diferenças e semelhanças entre a língua de sinais e o português escrito, e possibilitou que eles passassem a dominar certos aspectos formais do conjunto de convenções que regulamentam o uso social da escrita.

O segundo ponto para o qual chamo a atenção neste prefácio diz respeito ao efeito da proposta no processo de aquisição e de produção da escrita pelos sujeitos.

A atividade conjunta com um adulto, usuário das duas línguas, propiciou que cada um fosse afetado, a seu modo, pela língua, efeito esse observado não só no uso de formas gramaticais cada vez mais complexas, mas, também, na mudança da postura diante da linguagem escrita. Cada um dos sujeitos fez seu percurso particular; em comum constata-se o avanço de todos em relação ao conhecimento de português. De modo geral, todos perderam o receio para escrever e passaram a produzir textos mais coesos e criativos.

Após esta breve apresentação, convido os leitores a usufruir a leitura deste interessante livro que, embora focalize a área da surdez, pode, a meu ver, contribuir para o trabalho também com crianças que, por diferentes razões, apresentem dificuldades para usar a língua portuguesa escrita.

Maria Cristina da Cunha Pereira
Formada em Lingüística, doutora em Lingüística pela Universidade Estadual de Campinas. Professora titular da Pontifícia Universidade Católica de São Paulo (PUC-SP) e Lingüista da Divisão de Educação e Reabilitação dos Distúrbios da Comunicação, da PUC-SP.

INTRODUÇÃO

Este livro é o resultado da tese de doutorado intitulada *O papel do outro no processo de construção da produção da escrita de sujeitos surdos* (Guarinello, 2004), defendida em março de 2004. O resultado da pesquisa responde a uma parte de minhas inquietações com relação à aquisição, por surdos, da língua portuguesa em sua modalidade escrita. Nos últimos catorze anos de prática clínica como fonoaudióloga, venho repensando questões sobre a surdez e as diferentes concepções de linguagem que caracterizam o trabalho com surdos. Durante minha prática clínica fonoaudiológica, trabalhei com vários surdos que tinham muita dificuldade para utilizar a língua portuguesa, porém geralmente dominavam a língua de sinais, basicamente comunicando-se por meio dela. Intrigava-me o fato de as construções escritas dos surdos serem bastante diferentes da escrita dos ouvintes. Parecia-me que esse fato se relacionava com as metodologias educacionais empregadas com esses sujeitos, que se baseavam, muitas vezes, em estratégias descontextualizadas e repetitivas. Além disso, foi possível observar que muitos estudos destacavam as dificuldades e as diferentes construções escritas dos surdos; alguns se detinham na escrita considerada "atípica"; outros, na interferência da língua de sinais nas construções escritas; outros, na condição da surdez; e havia, ainda, os que relacionavam a escrita a técnicas pedagógicas inadequadas. Poucas, porém, eram as propostas para o desenvolvimento da escrita. Desse modo, muitos surdos continuam com dificuldades para aprender a ler e a escrever, e um grande número deles não tem acesso a práticas discursivas significativas que propiciem o domínio da linguagem escrita.

Além disso, muitos professores de surdos, tanto do ensino regular como do ensino especial, têm dificuldades para compreender e lidar com a linguagem escrita dos surdos. Em algumas escolas especiais, ainda hoje, os trabalhos de leitura e escrita com os surdos são colocados em segundo plano; assim, essas escolas ainda priorizam a aprendizagem da linguagem oral, como se esta fosse um pré-requisito para a aprendizagem da escrita.

Ancorada em uma concepção discursiva de linguagem que privilegia diferentes trocas sociais e jogos interativos, parti do pressuposto de que as relações entre sujeito e linguagem são singulares. Nessa perspectiva, o desenvolvimento da escrita das crianças não segue um caminho único e igual, ao contrário, passa por um processo de imprevisibilidades e diferenças. Nessa concepção, o surdo é percebido como ativo e singular, e o outro – terapeuta/investigador(a) –, por meio das terapias fonoaudiológicas, tem o papel de intérprete e de parceiro na constituição do português escrito, ou seja, atribui forma e sentido às produções da criança, intervindo, quando necessário, para transformar a escrita de modo a aproximar o texto do português padrão.

Baseando-se no fato de que há poucos trabalhos na área da surdez que analisam objetivamente as produções escritas de surdos, e de que são poucos os trabalhos que atribuem o estatuto de textos à sua produção textual, tenho como objetivo evidenciar o papel do outro (fonoaudiólogo, professor, família) na construção das produções escritas de surdos, demonstrando que é fundamental que esse outro tenha o domínio da língua de sinais para que sua experiência com a linguagem escrita possa ser compartilhada de forma mais efetiva. Além disso, analisei produções escritas de surdos com base na lingüística textual, o que me auxiliou a demonstrar que o processo de construção da escrita é singular, isto é, difere de um sujeito para outro. E, finalmente, pretendo também refletir sobre o papel da retextualização no processo de aquisição e produção escrita.

Os dados aqui apresentados foram coletados em terapias fonoaudiológicas individuais, nas quais atuei como co-autora. As análises demonstram que o surdo é capaz de escrever e aproximar seu texto do português padrão, desde que lhe sejam dadas oportunidades de interagir com a escrita por meio de atividades significativas e haja um trabalho de parceria e atribuição de sentidos pelo leitor. Demonstram ainda que o processo de aquisição da linguagem escrita se baseia na interação com o outro, e que nessa parceria reconstrói-se o sentido dos textos. Com as conclusões do estudo que originou este livro, espero contribuir para que os surdos alcancem melhores resultados no uso do português escrito e para que aqueles que trabalham com a linguagem escrita (professores, fonoaudiólogos, psicólogos, pedagogos) tenham consciência da importância de seu papel como mediadores.

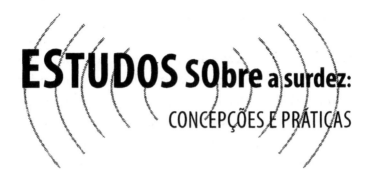

ESTUDOS sobre a surdez:
CONCEPÇÕES E PRÁTICAS

Um breve olhar histórico sobre a educação de surdos[1]

A educação dos surdos é um tema atual e muito importante, já que existem inúmeros professores que vivenciam situações em sala de aula com esses alunos. Para dar início a essa discussão, farei uma breve revisão histórica sobre a educação dos surdos, destacando o lugar relevante que o desenvolvimento da fala sempre ocupou e o papel secundário que foi ocupado pelo ensino da linguagem escrita. Cabe ressaltar que o objetivo não é analisar fatos e conceitos históricos, mas resgatar a trajetória de iniciativas e tendências no ensino do surdo até a atualidade.

Até o século XV, as idéias vigentes sobre os surdos e a surdez tinham conotações bastante negativas. Na Antigüidade, os surdos eram considerados seres castigados pelos deuses.

---

[1] Optou-se por usar neste livro o termo "surdo" para se referir às pessoas que não usam a audição de forma funcional, independentemente da perda auditiva.

Para Aristóteles (384-322 a.C.), as pessoas que nasciam surdas eram também mudas e, conseqüentemente, não podiam falar nenhuma palavra. Segundo Aristóteles, para atingir a consciência humana, tudo deveria penetrar por um dos órgãos do sentido, e ele considerava a audição o canal mais importante de aprendizado. O veredicto de Aristóteles de que os surdos não eram treináveis permaneceu por séculos sem ser questionado.

Já os romanos diziam que os surdos que não falavam não tinham direito legal. Os surdos romanos não podiam fazer testamento e precisavam de um curador para todos os seus negócios. Até mesmo a Igreja Católica afirmava que sua alma não era imortal, porque eles eram incapazes de dizer os sacramentos.

Ainda em Roma, no século VI, durante o reinado do imperador Justiniano, foi formulado o Código Justiniano, que forneceu a base para a maioria dos sistemas legais na Europa moderna. Esse código fazia distinção entre a surdez e a mudez e ordenava que as pessoas que nascessem surdas e mudas não poderiam fazer testamento nem receber herança. Mas, se a pessoa nascesse ouvindo e, por doença ou acidente, perdesse a voz ou a audição, e já tivesse recebido uma educação, tinha a permissão de realizar tudo que era proibido ao surdo-mudo de nascença (Vieira, 2000).

A primeira alusão à possibilidade de instruir os surdos por meio da língua de sinais e da linguagem oral foi feita por Bartolo della Marca d'Ancona, escritor do século XIV. Seria esse o impulso inicial para que o surdo pudesse ser notado como uma pessoa capaz de fazer discernimentos, ou seja, tomar suas próprias decisões.

Outro avanço seria dado somente em meados do século XVI, quando o médico italiano Girolano Cardano propôs que os surdos poderiam ser ensinados. Cardano interessou-se por eles e pelo estudo do ouvido, do nariz e do cérebro, pois seu primeiro filho era surdo. Elaborou também um tipo de código de ensino para surdos, porém nunca colocou suas idéias em prática.

Nesse mesmo século, Pedro Ponce de León, monge beneditino espanhol, seria considerado o primeiro professor de surdos da história. Ele foi chamado para educar crianças surdas, em geral filhas de nobres. Seus alunos eram ensinados a falar, escrever, ler, fazer contas, orar e confessar-se pelas palavras, a fim de ser reconhecidos como pessoas nos termos da lei e herdar os títulos e as propriedades da família, já que os mudos não tinham esse direito.

Não se tem muita informação a respeito do método utilizado por Ponce de León; sabe-se, porém, que ele utilizava uma forma de alfabeto manual[2] no qual cada letra correspondia a uma configuração de mão. O objetivo de Ponce de León era ensinar seus alunos a falar e, para isso, utilizava os outros sentidos, como o tato e a visão, além da leitura e da escrita.

No século XVII, descobertas e curiosidades científicas marcaram a história da surdez. Na Espanha, os sucessores de Ponce de León passaram a se interessar pelas diferentes formas de comunicação usadas pelos surdos.

Em 1620, o espanhol Juan Pablo Bonet publicou o livro *Reducción de las letras y artes para enseñar a hablar a los mudos*, que trata da invenção do alfabeto digital, já utilizado por Ponce

---

[2] O alfabeto digital, manual ou datilológico é formado por sinais que representam as letras do alfabeto das línguas orais. Segundo Felipe (1998), é utilizado para expressar nomes de pessoas, de localidades e outras palavras que não possuem um sinal. Na transcrição, é representado pela palavra separada, letra por letra, por hífen (p. ex.: J-O-Ã-O).

de León. Interessado na educação de surdos, ele os ensinava a falar por meio da leitura, do alfabeto manual e da gramática. Para ensinar a fala, também manipulava os órgãos fonoarticulatórios e utilizava uma língua de couro para demonstrar as várias posições da língua durante a articulação dos fonemas. Bonet acreditava que primeiramente os surdos deveriam dominar a leitura, a escrita e o alfabeto digital e, depois disso, estariam prontos para falar. Ele é considerado um dos precursores do oralismo.

Em outros países da Europa, a educação dos surdos também recebia atenção – principalmente em famílias bem abastadas, que pagavam um preceptor para ensinar seus filhos surdos.

Em 1644, John Bulwer publicou o primeiro livro em inglês sobre a língua de sinais, chamado *Chirologia*. Quatro anos depois, publicaria o livro *Philocopus*, obra em que afirmava que a língua de sinais era capaz de expressar os mesmos conceitos que a língua processada pelo canal oral/auditivo. Bulwer entendia que os surdos deveriam primeiro aprender a ler e escrever e depois a falar, pois esse procedimento tornaria mais fácil o aprendizado da leitura labial.

Ainda na Inglaterra, por volta de 1650, teorias sobre a aprendizagem da fala e da linguagem fizeram que dois homens se interessassem pelos surdos: o reverendo William Holder, que concentrou seu trabalho no ensino da fala, e o reverendo John Wallis, que fazia uso do alfabeto manual para pronunciar as palavras em inglês e ensinar a escrita e a fala aos surdos. Wallis, que utilizava a palavra escrita como meio de instrução, ensinou dois surdos a escrever, com o objetivo de desenvolvê-los intelectualmente. Wallis é considerado o pai do método escrito de educação de surdos. Algumas vezes usava o alfabeto digital para economizar tempo, além da fala e da leitura orofacial (LO).

Na segunda metade do século XVII, o escocês George Dalgarno (1626-1687) declarou que os surdos tinham o mesmo potencial que os ouvintes para aprender e poderiam alcançar iguais níveis de desenvolvimento se recebessem educação adequada. Esse educador, em 1680, descreveu um sistema primitivo do alfabeto manual – que denominou sistema de datilologia –, no qual as letras eram representadas pelo apontar de uma mão a partes da outra. Para Dalgarno, as crianças surdas deveriam ser expostas à datilologia desde cedo, na esperança de que desenvolvessem a linguagem de maneira similar à das crianças ouvintes. O sistema proposto por Dalgarno não é o mesmo alfabeto manual usado até os dias de hoje na Grã-Bretanha.

No século XVIII, houve um aumento do interesse pela educação dos surdos, e diferentes métodos de ensino foram divulgados. Por volta de 1704, o alemão Wilhelm Keger defendeu a educação obrigatória para os surdos. Durante suas aulas, usava a escrita, a fala e os gestos para que seus alunos aprendessem.

Por outro lado, o espanhol Jacob Rodrigues Pereire, seguindo as idéias de Bonet, priorizava a fala e proibia o uso de gestos. Utilizava-se do alfabeto digital e costumava manipular os órgãos fonoarticulatórios de seus alunos. Era fluente no uso da língua de sinais, mas usava-os para instruções, explicações lexicais e conversações com os alunos. Seu objetivo, porém, era que os surdos se comunicassem oralmente e pela escrita.

Em 1750, na França, o abade Charles Michel de L'Epée (?-1789) começou a ensinar duas irmãs surdas a falar e escrever.

Sua grande preocupação, porém, era dar atendimento prioritariamente aos surdos que viviam nas ruas. Perambulando por Paris, aprendeu com os surdos a língua de sinais e criou os Sinais Metódicos, uma combinação da língua de sinais – que ele considerava incompleta – com a gramática da língua oral francesa e com o alfabeto digital. Ele foi o primeiro a considerar que os surdos tinham uma língua. Devido ao grande sucesso de seu método, pela primeira vez na história, os surdos foram capazes de ler e escrever, adquirindo, assim, uma instrução. Em 1760, o abade fundou a primeira escola pública para surdos no mundo, o Instituto Nacional para Surdos-Mudos de Paris, já que acreditava que todos os surdos, independentemente do nível social, tinham direito à educação.

Nessa mesma época, na Alemanha, Samuel Heinicke propôs uma filosofia de ensino para os surdos que, mais tarde, passou a ser considerada o início do que ficaria conhecido como método oral. Essa metodologia utilizava-se somente da linguagem oral na educação dos surdos, uma vez que, segundo seus defensores, essa seria a situação ideal para que eles se integrassem na sociedade ouvinte. Heinicke fundou a primeira escola pública alemã para surdos baseada no método oral. Quando usava esse método, Heinicke recorria aos sinais gestuais algumas vezes, porém seu objetivo principal era fazer seus alunos se expressarem oralmente.

No fim do século XVIII, surgiu uma célebre controvérsia entre Heinicke e o abade de L'Epée. Uma das grandes diferenças entre os dois educadores é que L'Epée difundiu seu método, apresentando-o inclusive em praças públicas, pois achava que assim a população poderia ver seu êxito. Durante essas demonstrações, seus alunos deveriam responder, em francês, em latim e em italiano, a duzentas perguntas sobre religião e fazer os sinais de duzentos verbos. Já Heinicke não costumava mostrar seu método. Os dois chegaram a trocar algumas correspondências defendendo suas idéias. Em uma das cartas dirigidas a L'Epée, em 1872, Heinicke afirmou: "Nenhum outro método pode ser comparado ao que eu inventei e pratico, porque esse se baseia totalmente na articulação da linguagem oral" (Skliar, 1997b, p. 30). A divergência entre Heinicke e L'Epée marcou o início da polêmica entre a língua de sinais e a tendência oralista, que permanece até hoje.

Durante o século XVIII, considerado o período mais fértil da educação dos surdos, além do aumento de escolas, a língua de sinais passou a ser empregada por professores surdos. Se esse fato pode ser entendido como uma grande conquista, o mesmo não se pode dizer da concepção oralista, pois com ela começaria a história de submissão coletiva dos surdos à língua majoritária dos ouvintes, bem como a desaprovação sistemática da língua de sinais nas escolas.

No século XIX, os métodos de aprendizagem para surdos não se restringiram apenas aos educadores. Em 1821, o médico francês Jean Marc Gaspard Itard, considerado um dos pais da otorrinolaringologia moderna, publicou o trabalho *Traité des maladies de l'oreille et de l'audition* afirmando que o surdo somente poderia ser educado pela fala e pela restauração da audição, tal como acreditava Heinicke. Itard praticou vários procedimentos médicos com os surdos, como aplicar eletricidade no ouvido de alguns alunos do Instituto de Surdos de Paris, colocar sanguessugas no pescoço dos surdos, esperando que o sangramento ajudasse de alguma forma, e fazer cortes na tuba auditiva de outras crianças. Como ressalta Lane (1984), nenhum dos experimentos de Itard teve resultados satisfatórios. Para o mesmo autor, após várias tentativas frustradas de curar a surdez, Itard concluiu que o ouvido dos surdos estava morto e que não havia nada que a medicina pudesse fazer a esse respeito.

Em contrapartida, o francês Auguste Bébian, um ouvinte que resolveu conhecer os surdos e aprender a língua de sinais no Instituto de Surdos de Paris, escreveu *Mimographie*, em 1822. Esse livro é considerado a primeira tentativa de transcrição da língua de sinais. Bébian acreditava que a língua de sinais deveria ser usada em sala de aula e que os professores das escolas de surdos deveriam ser surdos.

Nos Estados Unidos, até o século XVIII, não havia escolas para surdos. As famílias americanas abastadas costumavam mandar seus filhos surdos para ser educados na Europa. O primeiro americano a se interessar pela educação de surdos foi Thomas Hopkins Gallaudet, que, percebendo a surdez de uma vizinha, iniciou seu trabalho como tutor da menina, usando o livro de Sicard, sucessor de L' Epée, no Instituto de Surdos de Paris. Em 1815, foi contratado pelo pai da criança para ir à Europa aprender sobre a educação dos surdos. Seu objetivo era fundar uma escola para surdos na América. Na Inglaterra, encontrou-se com a família Braidwood, que trabalhava com surdos empregando uma metodologia oralista, porém os Braidwood não quiseram revelar seu método nem ensiná-lo a Gallaudet. Este, então, partiu para a França, onde conheceu o método desenvolvido por L'Epée. Seu instrutor durante esse período foi Laurent Clerc, um surdo educado no Instituto de Surdos de Paris. Clerc foi contratado por Gallaudet, ambos partiram para os Estados Unidos e, em 1817, implantaram a primeira escola pública para surdos naquele país, chamada Connecticut Asylum for the Education and Instruction of Deaf and Dumb Persons. Nessa escola, os professores contratados primeiramente aprendiam a Língua de Sinais Francesa, a qual foi sendo gradativamente modificada pelos alunos, dando início à formação da Língua de Sinais Americana.

Para Lane (1984), Laurent Clerc é considerado a figura mais importante no desenvolvimento da língua de sinais e da comunidade surda nos Estados Unidos. Em sua época, já afirmava que os surdos faziam parte de uma comunidade lingüística minoritária e que o bilingüismo deveria ser um objetivo para eles.

A partir de 1821, todas as escolas americanas passaram a utilizar a American Sign Language (ASL – Língua de Sinais Americana), o que elevou o grau de escolaridade dos surdos. Em 1894, o National Deaf-Mute College, uma escola para surdos localizada em Washington, foi transformado no Gallaudet College, em homenagem a Thomas Gallaudet. Atualmente, essa escola é a Universidade Gallaudet.

Devido aos avanços tecnológicos – ou seja, às investigações a respeito da existência e da extensão da audição residual dos surdos e ao uso de exercícios auditivos que facilitavam o aprendizado da fala –, a partir de 1860 o método oral começou a ganhar força. Com a morte do instrutor surdo, Laurent Clerc, em 1869, vários profissionais passaram a afirmar que a língua de sinais era prejudicial à aprendizagem da linguagem oral, e o trabalho de um século foi desfeito. O mais importante defensor do oralismo nos Estados Unidos foi o escocês Alexander Graham Bell, inventor do telefone, considerado um gênio da tecnologia. A mãe e a esposa de Bell eram surdas, mas ele tinha medo de que a comunicação gestual usada pelos surdos os isolasse em pequenos grupos e com isso adquirissem muito poder. Com o desejo de integrar os surdos à maioria ouvinte, obrigava-os a falar. Bell tinha como objetivo principal eliminar as línguas de sinais, acabar com os casamentos entre surdos e ensinar a língua majoritária na modalidade oral para os surdos. Por esses motivos foi considerado pelo primeiro presidente da Associação Nacional de Surdos da América o inimigo mais temido dos surdos americanos (Lane, 1984).

Em 1876, o imperador do Brasil, D. Pedro II, em visita aos Estados Unidos, foi convidado a conhecer o Gallaudet College e se interessou pelo trabalho lá realizado. Nesse mesmo período, D. Pedro encontrou-se com Bell e testou a mais nova invenção deste, o telefone.

Enquanto isso acontecia nos Estados Unidos, na Europa a abordagem oral ia ganhando mais força. Em 1880, no Congresso Internacional de Milão, Bell aproveitou-se de todo o seu prestígio em defesa do oralismo e ajudou na votação sobre qual método deveria ser utilizado na educação dos surdos. O oralismo venceu, sendo o uso da língua de sinais oficialmente proibido. Nesse congresso, os professores surdos foram excluídos da votação. Após o evento, a metodologia oral passou a ser utilizada em todas as escolas para surdos, destacando-se a prática terapêutica da fala. É importante salientar que os aspectos referentes à escolarização do surdo eram colocados em segundo plano, já que a ênfase recaía sobre a reabilitação da surdez, com o objetivo de curar o surdo.

Depois do Congresso de Milão, até os fins de 1970, o oralismo tomou conta de toda a Europa. Cabe ressaltar que as práticas vigentes nesse modelo descaracterizaram o surdo, subordinando sua educação à conquista da expressão oral, e excluindo os adultos surdos, que antes participavam do processo educativo dos surdos – das escolas para surdos.

De acordo com Sanchez, pesquisador venezuelano da área da surdez, "a educação dos surdos, sempre nas mãos dos ouvintes, manteve quase que invariavelmente um sentido de 'reabilitação', de oferecer aos educandos a possibilidade de superar sua limitação auditiva, para agir como ouvintes e com ouvintes, e, dessa forma, 'integrar-se' como se fossem ouvintes, na sociedade dos ouvintes" (Sanchez, 1999, p. 35).

Segundo Lane (1984, p. 111),

> a tradição oralista é uma história de inveja, plágio e segredos, mas não de educação. Seu objetivo sempre foi a fala. Essa meta iniciou-se no século XVI com a idéia de um homem, Ponce de León, de que a fala poderia ser ensinada aos surdos, e em seguida foi plagiada por Bonet, copiada por Pereire, Wallis, Heinicke e Braidwood. A mesma idéia plagiada, publicada, traduzida, citada, mas sempre a mesma idéia, ou seja, a única prática possível para "corrigir a anormalidade" e evitar a manifestação das diferenças, consistia em obrigar os surdos a falar como os ouvintes e, conseqüentemente, impedir-lhes o uso da língua de sinais. [Tradução da autora.]

Essa posição caracteriza uma concepção clínico-terapêutica de surdez. Para Skliar (1997a), medicalizar a surdez significa tentar curar o problema auditivo, corrigir os defeitos da fala e treinar certas habilidades, como a leitura labial e a articulação, sem fazer uso significativo da língua de sinais, argumentando que ela pode impedir o desenvolvimento da linguagem oral. Assim, a concepção clínico-terapêutica de surdez supõe que é possível ensinar a linguagem, sustentando a idéia de dependência entre a eficácia oral e o desenvolvimento cognitivo.

Essa concepção produziu verdadeiras privações sociais, emocionais e psicológicas na vida das pessoas surdas, uma vez que propunha que somente por meio da fala é que as crianças surdas poderiam se tornar cidadãs em uma sociedade ouvinte. As práticas da educação dos surdos passaram a ser voltadas apenas para aspectos terapêuticos, e o objetivo do currículo escolar era dar ao surdo exatamente o que lhe faltava, ou seja, a audição e a fala. Desse modo, as escolas eram clínicas e os alunos, pacientes.

O oralismo dominou em todo o mundo até a década de 1960. Em 1960, William Stokoe, lingüista americano da Universidade Gallaudet, publicou o artigo "Sign language structure: an outline of the visual communication system of the American deaf" ("A estrutura da língua de sinais: o perfil de um sistema de comunicação visual dos surdos americanos"), demonstrando que a Língua de Sinais Americana era uma língua com todas as características das línguas orais. Com base nessa publicação surgiram vários estudos e pesquisas sobre as línguas de sinais e sua aplicação na educação de crianças surdas.

Na mesma época, principalmente nos Estados Unidos, e em menor grau no resto do mundo, iniciou-se um grande movimento, pelo qual as diferentes minorias reivindicavam o direito a uma cultura própria, a ser diferente, e denunciavam a discriminação a que eram submetidas. Esse movimento iniciou-se com as minorias étnicas, como os negros, índios e latinos, e se estendeu às pessoas com necessidades especiais; assim, os surdos puderam encontrar um caminho para que suas vozes fossem ouvidas, ou seja, para que as pessoas pudessem "ouvir" os gestos.

Nos anos 1970, devido à grande insatisfação com os resultados do oralismo e as pesquisas sobre pais surdos com filhos surdos, alguns estudiosos propuseram a adoção dos sinais na educação dos surdos. Assim, passou a ser adotada uma filosofia definida como "comunicação total", a qual propõe o uso de gestos naturais, da língua de sinais, do alfabeto digital, da expressão facial, da fala e dos aparelhos de amplificação sonora para transmitir linguagem, vocabulário, conceitos e idéias. Apesar de essa filosofia usar alguns elementos da língua de sinais, seu objetivo principal continuava sendo a fala e a integração do surdo à sociedade ouvinte. Sua premissa básica era a utilização de toda e qualquer forma de comunicação com a criança surda.

A comunicação total começou a se espalhar rapidamente pela grande maioria das escolas em vários países do mundo e teve mais repercussão que outros métodos americanos, como o Rochester (que utiliza o alfabeto manual e a fala na educação dos surdos) e o Cued Speech (que combina o uso da audição residual e da leitura orofacial a formatos de mão, correspondentes aos fonemas da linguagem oral).

Apesar de várias escolas em todo o mundo terem começado a utilizar a comunicação total, surgiram algumas controvérsias com relação ao uso dessa "filosofia", que passou a ser utilizada como um método no qual a fala e os sinais são usados simultaneamente. Por se tratar de uma só língua produzida em duas modalidades, Schlesinger e Namir (1978) propuseram que se usasse o termo "bimodalismo" para diferenciar de "bilingüismo", que se refere ao uso de duas línguas.

A comunicação total teve efeitos muito fracos, já que o sucesso acadêmico dos surdos da América não sofreu resultados significativos, pois é simplesmente impossível utilizar simultaneamente duas línguas. Por ser ouvinte, o professor assujeita a língua de sinais à língua majoritária, omitindo a rica morfologia da língua de sinais e trocando a ordem dos sinais, tornando, conseqüentemente, a mensagem sinalizada quase imperceptível às crianças surdas e sem nenhuma ordem gramatical. Além disso, a língua majoritária também é alterada e o ritmo da fala é diminuído em virtude do duplo desempenho.

No final da década de 1970, principalmente nos Estados Unidos, inicia-se um movimento de reivindicação pela língua e cultura das minorias lingüísticas, sendo os surdos considerados membros de uma comunidade minoritária que usa um idioma próprio, ou seja, a língua de sinais. A partir daí, eles passaram a reivindicar o direito de usar a língua de sinais como primeira língua (L1) e de aprender a língua majoritária como segunda língua (L2). Surge, então, a opção de uma abordagem bilíngüe para os surdos, caracterizada pelo uso da língua de sinais da comunidade surda e pela língua da comunidade majoritária em momentos diferentes. A partir dos anos 1980 e 1990, a proposta passou a angariar cada vez mais adeptos em alguns países do mundo, principalmente na Escandinávia e em alguns países da Europa e da América Latina. Essa abordagem tem o pressuposto básico de que o surdo deve adquirir como primeira língua a língua de sinais, considerada sua língua natural, e como segunda a língua oficial de seu país. A adoção do bilingüismo é compatível com a concepção socioantropológica de sujeito surdo e de surdez (Skliar, 1997a).

A concepção socioantropológica sustenta que os surdos formam uma comunidade lingüística minoritária, que utiliza e compartilha uma língua de sinais, valores, hábitos culturais e modos de socialização próprios. A comunidade surda, então, é aquela que utiliza a língua de sinais, possui identidade própria e se reconhece como diferente. A surdez passa, assim, a ser vista como diferença e não deficiência.

Dois fatores são relevantes para essa concepção de surdez. O primeiro leva em conta que os surdos formam comunidades que utilizam a língua de sinais, e o segundo defende que os filhos surdos de pais surdos apresentam melhor desempenho acadêmico e mais habilidade para aprender a linguagem oral e a escrita.

Embora se reconheça a importância da língua de sinais, não se pode desconsiderar o papel relevante das relações que a criança surda estabelece com seus interlocutores em seu desempenho, independentemente de os pais serem ouvintes ou surdos.

Skliar (1997a, p. 145) sustenta que "a experiência prévia com uma língua contribui para aquisição da segunda língua, dando à criança as ferramentas heurísticas necessárias para a busca e a organização dos dados lingüísticos e o conhecimento, tanto geral como específico, da linguagem". Assim, para o autor, para que a criança tenha essas experiências é indispensável a presença de adultos surdos e da língua de sinais em seu cotidiano, principalmente na escola, para garantir uma educação eficiente.

De qualquer forma, toda criança necessita de um ambiente lingüístico adequado, no qual possa desenvolver sua língua naturalmente. Essas condições ocorrem normalmente em famílias ouvintes; porém, para os surdos, filhos de pais ouvintes, desenvolverem a língua de sinais, eles precisam interagir com pessoas que utilizem essa língua.

Quanto à educação dos surdos no Brasil, em 1857, graças aos esforços de Ernest Huet, um professor surdo francês, foi inaugurado no Rio de Janeiro o primeiro Instituto Nacional de Surdos-Mudos, atual Instituto Nacional de Surdos (Ines).

Huet utilizava a língua de sinais e oferecia aos surdos um programa educacional.

Em 1911, seguindo a tendência mundial, o Ines estabeleceu que o método oral puro seria adotado em todas as disciplinas da escola; porém, como vários alunos tiveram um baixo aproveitamento com a utilização desse método, ele passou a ser indicado às crianças que poderiam se beneficiar da fala. Em 1957, a então diretora do instituto, Ana Rimola de Faria Doria, proibiu oficialmente a língua de sinais em sala de aula. Apesar de todas as proibições, a língua de sinais sempre foi utilizada pelos alunos às escondidas (Vieira, 2000).

A educação de surdos no Estado de São Paulo e em outros Estados brasileiros a princípio seguiu uma tendência oralista e tinha como objetivo integrar o surdo à comunidade ouvinte. A reabilitação oral e auditiva era instrumento básico para o trabalho proposto.

No final da década de 1970 a comunicação total passou a ser utilizada no Brasil, e, na década de 1980, com base nas pesquisas da lingüista Lucinda Ferreira Brito, começaram os estudos sobre a Língua Brasileira de Sinais (Libras). Atualmente, o oralismo (abordagem que trabalha somente com a linguagem oral, compreendendo que esta é essencial para a integração do surdo à sociedade ouvinte), a comunicação total (uso concomitante da fala e dos sinais) e o bilingüismo (abordagem que propõe que o surdo seja exposto à língua de sinais e à língua da comunidade ouvinte majoritária, porém sem usar ambas as línguas concomitantemente) são utilizados tanto na educação como nos atendimentos fonoaudiológicos de indivíduos surdos.

Por meio dessa breve revisão histórica, percebe-se que as concepções de surdez e de pessoa surda passaram por algumas mudanças, desde o modelo clínico médico da surdez, que considera o surdo um ser incapaz e "doente", até o modelo que o considera um membro da comunidade lingüística minoritária, que usa a língua de sinais[3]. Esse "novo olhar", que considera o surdo como diferente e valoriza sua capacidade de desenvolvimento, amplia as possibilidades de adoção de novas alternativas pedagógicas e práticas fonoaudiológicas voltadas para o trabalho com os surdos.

Práticas com a linguagem e o trabalho com sujeitos surdos

Tradicionalmente, as questões da linguagem dos surdos têm sido tratadas de acordo com as habilidades de comunicação expressiva e receptiva. A surdez é concebida como uma privação da audição, sendo esse impedimento de acesso aos sons da fala responsável pelas dificuldades de aquisição da linguagem. Nessa concepção, a linguagem fica limitada à fala, e o surdo tem problemas para adquiri-la apenas porque não escuta. Dessa forma, todo o entendimento sobre o processo de aquisição de linguagem e o papel do outro em relação ao desenvolvimento lingüístico da criança ficam reduzidos à aquisição sistemática da fala.

Nos últimos cem anos, a educação dos surdos baseou-se na aquisição da fala, como primeiro requisito para integrar o surdo à sociedade ouvinte. Quando os primeiros cursos de fonoaudiologia surgiram no Brasil, por volta dos anos 1960, os

---

[3] Em 24 de abril de 2002, foi sancionada a Lei nº 10.436, pelo então presidente da República Fernando Henrique Cardoso. Essa lei reconhece a Língua Brasileira de Sinais como meio legal de comunicação e expressão utilizado pelas pessoas surdas do Brasil.

fonoaudiólogos também assumiram essa perspectiva da aquisição da fala, tendo como principal objetivo a reabilitação da criança surda. Essa idéia decorre da forte influência da concepção clínico-terapêutica da surdez, na qual a língua de sinais é negada, e a linguagem pode ser ensinada por meio da correção dos defeitos da fala e do treino de habilidades, como a articulação e a leitura labial.

Dentre as concepções de linguagem utilizadas no trabalho com crianças surdas, a literatura refere-se àquelas que consideram a língua como código e àquelas que vêem a língua como atividade discursiva. No primeiro caso, a ênfase no trabalho com crianças surdas recai sobre a percepção auditiva e a fala. Assim, para desenvolver a função auditiva, segue-se uma ordem de complexidade que se baseia primeiramente na detecção dos sons, passando, em seguida, para a atenção sonora, a localização e, por fim, para a discriminação. Quanto ao trabalho com a fala, esse também segue uma seqüência que vai das vogais isoladas até as frases. Nessa concepção, os exercícios mecânicos são bastante enfatizados; dessa forma, além do treinamento auditivo, o trabalho de propriocepção dos pontos de articulação e o treinamento de produção de fonemas para posterior emissão de palavras e frases são importantes (Rosa, 1998). No segundo caso, ou seja, na concepção discursiva, a ênfase é dada à linguagem como constitutiva do sujeito. Assim, os sujeitos são engajados em atividades socioculturais, nas quais o adulto é o mediador entre a criança e o objeto lingüístico.

Os estudos sobre o desenvolvimento da linguagem, realizados tanto por fonoaudiólogos como por educadores, geralmente se baseiam no desenvolvimento da linguagem de ouvintes e, embora nenhuma teoria de aquisição de linguagem voltada a ouvintes possa ser aplicada diretamente ao estudo da aquisição de linguagem de crianças surdas, tais estudos constituem referência fundamental para as pesquisas sobre a linguagem e a surdez (Trenche, 1995).

Fonoaudiólogos, professores e educadores que trabalham com surdos e concebem a língua como código voltam sua prática, em geral, para a correção da fala, afastando-se de reflexões sobre a linguagem, o que impede que discussões importantes sejam feitas. Com freqüência, segundo Rosa (1998), as propostas de trabalho com crianças surdas concentram-se em discussões metodológicas, em torno do aspecto acústico-articulatório; na prática, isto significa vários anos de atendimento, com resultados insatisfatórios na maioria das vezes.

Com relação à fala, o trabalho realizado inicialmente parte dos fonemas mais visíveis, como o /p/, seguindo depois para a sílaba, a palavra e a frase. A utilização da repetição de palavras e frases, de exercícios de nomeação e da substituição de elementos nas sentenças é bastante destacada. Nesse trabalho é comum que a criança repita os modelos dados pelo adulto; a situação de interação não é levada em consideração, a língua é percebida como um código pronto e acabado, e as práticas lingüísticas são mecânicas e fora de contexto – por exemplo, atividades de repetição e nomeação, cópias, ditados etc. A criança surda é vista como deficiente e avaliada naquilo que lhe falta com respeito ao padrão ideal a ser atingido. Cabe esclarecer que esse padrão ideal é geralmente relacionado com o padrão de fala das pessoas que ouvem.

Os profissionais que trabalham sob essa perspectiva entendem que, para que os surdos aprendam, é preciso treiná-los por meio de repetições e exposição aos modelos, ou seja, imitação e reforço; e é nessa relação que a linguagem é incorporada pela criança. Assim, a criança, segundo Arantes (1997), é percebida como uma *tábula rasa*, e o outro – o terapeuta – conduz o processo de modelagem do comportamento lingüístico como um adestrador, ou seja, um estimulador-reforçador.

Profissionais que se orientam por essa visão de língua trabalham de maneira fragmentada, uma vez que seu enfoque principal volta-se para as produções articulatórias, das mais simples às mais complexas, em detrimento das situações dialógicas contextualizadas, ou seja, das atividades discursivas. Como resultado dessa prática, em geral, a criança adquire um vocabulário pequeno e uma compreensão atrelada ao sentido literal.

Para Rosa (1998, p. 101), "a atuação fonoaudiológica confunde-se com a pedagógica, assentando-se em uma prática de ensino da língua. As práticas pedagógicas se sustentam na terapia fonoaudiológica pela pressuposição de controle sobre o funcionamento lingüístico".

Um segundo grupo de profissionais, que concebem a língua como código, baseia-se no pressuposto de que a criança deve ser exposta à língua, de acordo com uma hierarquia de complexidade sintática. Os mecanismos inatos de cada falante são ativados pela exposição à fala do outro. No caso dos surdos, considera-se que estes, como os ouvintes, também nascem com um mecanismo para adquirir linguagem, desde que expostos a um *input* lingüístico. Alguns estudos com crianças surdas partem do pressuposto de que o acesso à língua se dá diretamente, sem a mediação do adulto, já que a própria criança dispõe de recursos internos para organizar as regras da gramática da língua à qual está sendo exposta; a ênfase é dada à recepção e produção de enunciados e não à linguagem como atividade discursiva (Trenche, 1995). A preocupação dos estudiosos que percebem a linguagem como inata volta-se para a sintaxe, ou seja, para a emergência de constituintes sintáticos e suas combinações.

As propostas utilizadas com surdos nessa perspectiva geralmente os expõem a seqüências faladas que seguem hierarquicamente a complexidade sintática da língua. Uma delas é a abordagem unissensorial (abordagem que enfatiza o desenvolvimento das habilidades auditivas como pré-requisito para o desenvolvimento da linguagem dos surdos) defendida por Pollack (1970), bastante difundida na audiologia educacional (área na qual os fonoaudiólogos atuam na (re)habilitação da surdez). Pollack propõe a oralização dos deficientes auditivos[4] baseando-se no aproveitamento da audição residual. Para a autora, a aquisição da linguagem dos surdos ocorre naturalmente, desde que lhes seja garantido o acesso à língua majoritária falada durante os primeiros anos de vida. Assim, apresenta atividades voltadas ao treino da audição, partindo da atenção, da localização, do reconhecimento, da compreensão e da imitação, evitando a utilização de pistas visuais. O trabalho baseia-se somente na aquisição da fala, e o adulto ouvinte é o responsável pelo material lingüístico fornecido à criança surda. Esse material é geralmente composto por listas de palavras e frases previamente elaboradas, tendo como objetivo facilitar o acesso à linguagem oral.

Uma terceira concepção que percebe a língua como código subordinou o desenvolvimento lingüístico ao desenvolvimento cognitivo, baseada principalmente nos pres-

---

[4] Cabe esclarecer que o termo "deficiente auditivo" é usado por Pollack; por essa razão é que foi mantido nesta obra.

supostos de Piaget, que se dedicou a entender o conhecimento humano, sem se deter em uma teoria de linguagem. Piaget (1996) considera que o desenvolvimento cognitivo é progressivo e é resultado da interação do indivíduo com o meio. Desse modo, a criança participa ativamente da construção do seu conhecimento. Para esse autor, a linguagem só emerge após certas operações do período sensório-motor terem sido adquiridas. Esse período, segundo Piaget, caracteriza-se por construções que se efetuam apoiadas em percepções e movimentos, ou seja, a criança realiza algumas condutas cognitivas que serão a base para adquirir outras condutas posteriormente.

Assim, a linguagem é um dos aspectos de uma função mais ampla, ou seja, a função semiótica, que se manifesta quando a criança passa a utilizar não apenas esquemas motores, mas também esquemas representativos.

Para Arantes (1997), nessa perspectiva, a linguagem está a serviço das construções cognitivas da criança e é, portanto, instrumento do pensamento. Na clínica fonoaudiológica, o desenvolvimento cognitivo é questão central, além de ser determinante ao desenvolvimento lingüístico. O papel do terapeuta é propiciar situações que permitam a ação e a descoberta por parte da criança.

Apesar de Piaget nunca ter proposto métodos para o trabalho clínico e nem para o trabalho com sujeitos surdos, suas reflexões sobre a cognição contribuem para a elaboração de pesquisas que enfatizam a importância do desenvolvimento do potencial cognitivo para a aquisição da linguagem pelo sujeito surdo. Trenche (1995) menciona estudos com crianças surdas que seguem os pressupostos de uma teoria cognitivista. Esses estudos se dividem em dois grupos: no primeiro, os autores têm como objetivo a verificação do desenvolvimento de habilidades cognitivas por crianças surdas; no segundo, pressupõem que as crianças surdas apresentam desenvolvimento cognitivo semelhante ao das ouvintes e se detêm na verificação de relações semânticas expressas por essas crianças.

Os estudos baseados no modelo cognitivista geralmente privilegiam o conteúdo no lugar da forma, e, como nos modelos anteriores, a ênfase é dada à recepção e produção de enunciados e não à linguagem como atividade discursiva.

Já os estudos que privilegiam a linguagem como atividade discursiva nos levam a olhar de outra maneira para o trabalho prático com crianças surdas. Nessa perspectiva, a linguagem é percebida como constitutiva do pensamento; assim, a atividade discursiva se define pela ação do sujeito sobre e com a língua.

Essa concepção considera o social "lugar de inserção do organismo na ordem simbólica" e a linguagem "condição necessária para o pensamento e para a construção do conhecimento" (Trenche, 1995, p. 62). A construção da linguagem se dá na interação, entendida como "matriz de significações". É por meio da linguagem que a criança age sobre o mundo e sobre o outro. A criança é percebida como ativa nesse processo de construção de conhecimento e o adulto é visto como um mediador entre a criança e o mundo; é ele quem atribui sentidos e significados à linguagem da criança, agindo como intérprete. O diálogo, e não as palavras e frases soltas, é considerado unidade mínima de análise. A linguagem e o conhecimento que se originam nas atividades entre sujeitos passam a embasar o processo terapêutico.

O belga Bronckart (1999) baseia-se em uma concepção de língua como atividade discursiva e afirma que é por meio da linguagem que a criança, desde que nasce, age sobre o mundo e sobre si mesma, já que, a partir de então, passa a ser exposta à atividade da linguagem no meio humano. "Em outros termos, começa a reproduzir as formas de correspondência entre o domínio sonoro e o dos outros objetos, tais como lhe são propostas por seu meio social; em suma, começa a praticar os signos de uma língua natural" (Bronckart, 1999, p. 53).

Bronckart, portanto, estuda a linguagem em sua dimensão discursiva ou textual, pois compreende que o texto e o discurso são as únicas manifestações empiricamente observáveis das ações da linguagem humana e das relações de interdependência entre as produções de linguagem e seu contexto social. Apesar de nunca ter mencionado as crianças surdas, pode-se utilizar sua concepção de língua no trabalho com essas crianças, já que os surdos também agem sobre o mundo e sobre si mesmos por meio da linguagem.

Na perspectiva discursiva, a constituição da linguagem é um processo vivido ativamente por sujeitos engajados em atividades socioculturais, nas quais o adulto é o mediador entre a criança e o objeto lingüístico. No processo terapêutico e educacional de sujeitos surdos, os problemas de linguagem apresentados por essas crianças geralmente não são decorrentes apenas da surdez, mas, sim, da maneira como elas são inseridas na linguagem. Cabe ressaltar, portanto, que o trabalho prático que se baseia somente em uma concepção de língua como código precisa modificar as possibilidades do "ouvir" e do "olhar" para que o atendimento ao surdo seja

> uma prática da linguagem em funcionamento, onde unidades, lugares e valores são definidos dentro do sistema da língua. Considerá-lo como prática discursiva aten-

de à demanda de duas falas que se afetam mutuamente, sentidos que se constituem na interação de uma sobre a outra. Escutar a fala do paciente ganha relevância no processo terapêutico; escutar para significar; significar para fazer circular (Rosa, 1998, p. 108).

Com base nas reflexões trazidas até aqui, nota-se que, por um longo período, o trabalho realizado com os surdos centrou-se principalmente na aquisição da fala. Nessa concepção, a criança surda deve aprender a ouvir e a falar, por meio de atividades mecânicas que partem de sons e palavras para frases e enunciados mais longos. A língua é percebida como um código a ser aprendido gradativamente. A língua de sinais é desconsiderada e excluída de seu desenvolvimento e educação; bem como a linguagem escrita, que ainda hoje é deixada para segundo plano em muitas instituições que trabalham com surdos. Para alterar esse quadro, o trabalho com os surdos precisa estar fundamentado em uma concepção discursiva de língua, e o adulto que interage com esse sujeito deve intervir em seu processo de aquisição da linguagem, atribuindo sentido e significado à sua "fala", ou seja, agindo como mediador (co-autor) e assumindo a responsabilidade de estruturar o discurso dessa criança.

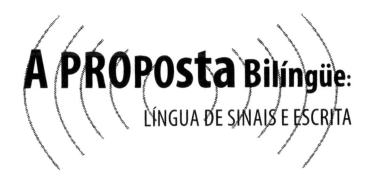

A PROPOSTA Bilíngüe:
LÍNGUA DE SINAIS E ESCRITA

Vários estudos demonstram que a estruturação dos enunciados escritos pelos surdos é influenciada pela gramática da língua de sinais e pelas experiências significativas ou não com a língua portuguesa. Cabe, então, discorrer sobre a proposta bilíngüe (proposta essa que aceita e utiliza a língua de sinais na educação dos surdos) e sobre a língua de sinais, para que possamos entender, ao menos em parte, como vem sendo direcionada a educação dos surdos, principalmente com relação ao ensino da língua escrita.

A proposta bilíngüe

A proposta bilíngüe surgiu baseada nas reivindicações dos próprios surdos pelo direito à sua língua e das pesquisas lingüísticas sobre as línguas de sinais. Ela é considerada uma abordagem educacional que se propõe a tornar acessível à criança surda duas línguas no contexto escolar. De fato, estudos têm apontado que essa proposta é a mais adequada para o ensino de crianças surdas, tendo em vista que considera a língua de sinais como natural e se baseia no conhecimento dela para o ensino da língua majoritária, preferencialmente na modalidade escrita. As línguas de sinais são consideradas naturais porque se desenvolvem naturalmente com o passar do tempo pelos membros de uma comunidade e são adquiridas mediante exposição à língua.

Para Quadros (1997, p. 47):

> Tais línguas são naturais internamente e externamente, pois refletem a capacidade psicobiológica humana para a linguagem e porque surgiram da mesma forma que as línguas orais – da necessidade específica e natural dos seres humanos de usarem um sistema lingüístico para expressar idéias, sentimentos e ações. As línguas de sinais são sistemas lingüísticos que passaram de geração em geração de pessoas surdas. São línguas que não se derivaram das línguas orais, mas fluíram de uma necessidade natural de comunicação entre pessoas que não utilizam o canal auditivo-oral, mas o canal espaço-visual como modalidade lingüística.

Na adoção do bilingüismo deve-se optar pela apresentação simultânea ou sucessiva das duas línguas (língua de sinais e língua da comunidade majoritária). O bilingüismo simultâneo envolve o ensino da segunda língua concomitante ao da primeira, em momentos distintos. Esse modelo não deve ser confundido com a expressão bimodal, que é representada pelo uso simultâneo de duas modalidades de uma mesma língua por uma mesma pessoa. No bilingüismo simultâneo, a criança surda é exposta às duas línguas com diferentes interlocutores: a de sinais com interlocutores surdos e a majoritária com ouvintes, logo que a surdez tenha sido diagnosticada. A segunda forma de bilingüismo é caracterizada pelo ensino da língua majoritária somente após a aquisição da língua de sinais, chamada de modelo sucessivo. Nesse modelo, a criança surda só deve aprender uma segunda língua quando já tiver o domínio da primeira.

Outra classificação considera a modalidade de segunda língua a que a criança será exposta, pois a língua de sinais é concebida, em ambos os modelos citados, como primeira língua, uma vez que garantirá o desenvolvimento lingüístico do surdo. Quanto à modalidade da língua majoritária, essa pode ser a escrita ou a fala. Svartholm (1994, 1997), pesquisadora sueca, defensora do modelo bilíngüe, afirma que na Suécia a língua majoritária é apresentada na modalidade escrita, por ser capaz de prover o conhecimento lingüístico necessário para que o indivíduo construa suas habilidades de língua. Já na França, a língua majoritária é apresentada na modalidade oral.

Quanto às experiências com a proposta bilíngüe em outros países, pode-se citar o exemplo da Suécia. O bilingüismo passou a ser desenvolvido naquele país a partir de 1981, quando o Parlamento sueco aprovou uma lei que estabelecia que os surdos deveriam ser bilíngües. Dois anos depois, um novo currículo escolar inseria em sua grade o ensino da língua de sinais, e, assim, hoje os surdos aprendem na escola a gramática da língua de sinais, o alfabeto digital e têm acesso a informações gerais sobre organizações nacionais e internacionais de surdos. A aprendizagem da língua sueca, ou seja, a língua utilizada pela maioria da população do país, apóia-se na comparação com as expressões lingüísticas na Língua de Sinais Sueca.

A implementação da proposta bilíngüe fez que a auto-estima dos surdos melhorasse, que o nível de leitura e escrita se desenvolvesse melhor e, principalmente, que fossem fornecidas aos surdos as mesmas oportunidades dadas aos ouvintes.

Nos modelos bilíngües, para que as crianças surdas venham a adquirir a língua de sinais como primeira língua, é necessário que elas sejam expostas a usuários competentes dessa língua, ou seja, adultos surdos fluentes, que vão responder tanto pela exposição como pelo ensino da gramática para as crianças e seus pais, que, em 95% dos casos, são ouvintes. Infelizmente, no Brasil ainda são poucos os programas de intervenção nos quais os pais ouvintes com filhos surdos podem receber o suporte adequado de um adulto surdo desde a descoberta da surdez. Em geral, para as crianças surdas que nascem nessas famílias ouvintes, a educação bilíngüe começa somente dentro da escola. As escolas especiais que utilizam a língua de sinais contam com instrutores surdos que respondem pela exposição das crianças a essa língua, de forma que esta possa ser adquirida o mais cedo possível. Com base no contato com adultos surdos, a criança surda terá garantido seu acesso à língua de sinais, o que ajudará também na formação de sua identidade surda.

No Brasil, a proposta bilíngüe ainda é bastante recente, ou seja, já existem alguns projetos em fase de implantação, porém seus resultados ainda não são conhecidos. Quadros (1997, p. 40) afirma que algumas conquistas já foram feitas para que a proposta bilíngüe seja colocada em prática, como:

> o reconhecimento da pessoa surda enquanto cidadã integrante da comunidade surda com o direito de ter assegurada a aquisição da língua de sinais como primeira

língua; o uso da língua de sinais na escola para garantir o desenvolvimento cognitivo e o ensino de conhecimentos gerais; o ensino da língua oral-auditiva com estratégias de ensino de segunda língua e a inclusão de pessoas surdas nos quadros funcionais das escolas.

O enfoque educacional bilíngüe envolve atitudes positivas com as pessoas surdas e a língua de sinais, e também o respeito pelas minorias lingüísticas e por suas identidades. Além disso, essa proposta valoriza os adultos surdos, que vão responder pela exposição à língua de sinais, e possibilita à criança surda o direito de escolha entre duas línguas. Não se trata, portanto, de negação da surdez, mas, sim, de respeito a uma minoria lingüística.

A língua de sinais

Documentos comprovam que desde a Antigüidade já existia certo interesse pelos sinais utilizados entre os surdos, mas somente a partir da década de 1960, com os trabalhos de William Stokoe (1960) sobre a Língua de Sinais Americana (ASL), é que se observa um aumento quantitativo de estudos voltados à descrição do sistema lingüístico utilizado pelos surdos. Em seu trabalho *Sign language structures: an outline of the visual communication system of the American deaf* (1960), Stokoe descreveu os sinais e sua organização em estruturas sintáticas na Língua de Sinais Americana (ASL) e demonstrou que ela possui regras gramaticais próprias em todos os níveis lingüísticos. Além disso, mostrou que as línguas de sinais são tão complexas quanto as línguas processadas pelo canal auditivo-oral e apresentam os mesmos princípios organizacionais e parâmetros na formação de sua gramática.

Após as pesquisas de Stokoe, Casterline e Croneberg (1978), outras análises identificaram os elementos que compõem as línguas de sinais, como os dêiticos, que são a base da referência pronominal, das concordâncias verbais e das relações gramaticais na Língua de Sinais Americana. Outros achados das pesquisas referem-se ao uso do espaço topográfico e à simultaneidade dos aspectos gramaticais. Essas duas características denotam uma língua processada pelo canal viso-espacial e determinam a diferença estrutural em relação à modalidade auditivo-oral. As línguas processadas pelo canal auditivo-oral e de sinais fazem uso de canais diferentes, porém igualmente eficientes para a transmissão da informação lingüística.

No Brasil, os pesquisadores têm mostrado que, como qualquer outra língua, a Língua Brasileira de Sinais possui os níveis fonológico[5], morfológico, sintático, semântico e pragmático, e que a língua oficial do país tem pouco ou nenhum efeito sobre a língua de sinais, podendo existir variações dialetais em um mesmo país. Com efeito, cada comunidade surda possui a sua língua de sinais: nos Estados Unidos existe a American Sign Language (ASL); na França, a Langue de Signes Française (LSF); no Brasil, a Língua Brasileira de Sinais (Libras); e assim por diante. Língua Brasileira de Sinais é o nome que a Federação Nacional de Educação e Integração dos Surdos (Feneis) decidiu adotar para se referir à língua de

---

[5] Quadros e Karnopp (2004) mencionam que, apesar da diferença existente entre as línguas processadas pelo canal auditivo-oral e as línguas de sinais, no que concerne à modalidade de produção e percepção, o termo "fonologia" tem sido utilizado para referir-se também ao estudo dos elementos básicos das línguas de sinais. É importante ressaltar que a fonologia da Língua Brasileira de Sinais relaciona-se às unidades espaciais e, portanto, não tem nada que ver com o som ou o fonema. Essas unidades, porém, funcionam de forma semelhante aos fonemas das línguas processadas pelo canal auditivo-oral.

sinais dos surdos brasileiros. Essa denominação foi estabelecida em assembléia, convocada pela Feneis, em outubro de 1993, tendo sido adotada pela World Federation of the Deaf, pelo MEC, por pesquisadores, educadores e especialistas.

A Língua Brasileira de Sinais é uma língua viso-espacial que se articula por meio das mãos, das expressões faciais e do corpo. Nas línguas de sinais as relações gramaticais são especificadas pela manipulação dos sinais no espaço. A Libras segue as mesmas regras das outras línguas de sinais; elas são produzidas em um espaço na frente do corpo que se estende do topo da cabeça até a cintura, tendo uma distância entre a mão direita e a esquerda estendidas lateralmente.

A Língua Brasileira de Sinais é considerada uma língua natural, usada pela comunidade surda brasileira. O termo "natural" é apropriado porque, tal como as línguas processadas pelo canal auditivo-oral, as línguas de sinais surgiram espontaneamente da interação entre pessoas e porque, "devido a sua estrutura, permitem a expressão de qualquer conceito [...] e de qualquer significado decorrente da necessidade comunicativa e expressiva do ser humano" (Ferreira Brito *et al.*, 1998, p. 19).

Para Ferreira Brito *et al.* (1998), as línguas de sinais e as línguas processadas pelo canal auditivo-oral são muito semelhantes: suas gramáticas são intrinsecamente as mesmas, pois os princípios básicos são respeitados em ambas as línguas. Isto é, as duas línguas são dotadas de dupla articulação, ou seja, estruturam-se com base em unidades mínimas distintivas e em morfemas, ou seja, unidades mínimas de significado.

Quanto à sua estruturação lingüística, a Língua Brasileira de Sinais possui uma gramática constituída com base em elementos constitutivos dos sinais ou itens lexicais que se estruturam de acordo com mecanismos morfológicos, sintáticos e semânticos específicos. Esses mecanismos são usados na geração de estruturas lingüísticas de forma produtiva, o que possibilita a produção de muitas frases seguindo um número finito de regras.

O alfabeto manual também é um recurso usado quando não há um sinal próprio na Língua Brasileira de Sinais, ou seja, é feita uma soletração do português no espaço. Esse movimento envolve uma seqüência de configurações de mão que tem correspondência com a seqüência de letras escritas do português. A soletração manual é linear, sendo utilizada para "escrever no ar" palavras emprestadas das línguas auditivo-orais.

Apenas alguns aspectos sobre a abordagem bilíngüe e as línguas de sinais foram enfatizados, tendo em vista que o que queremos demonstrar é que essa língua deveria ser a primeira adquirida pelos surdos e possui influência nas construções escritas desses sujeitos. Para mais esclarecimentos sobre esse assunto, consultar Ferreira Brito (1990, 1993, 1995); Felipe (1992); Quadros (1997); Quadros e Karnopp (2004); Fernandes (1990, 1994, 2003).

A linguagem escrita na surdez

Muito se tem falado sobre as dificuldades dos surdos com a linguagem escrita, porém poucas são as soluções apresentadas, principalmente aos professores de surdos, os quais geralmente desconhecem a surdez e suas conseqüências.

Pesquisas discutem a aquisição da escrita por sujeitos surdos. De modo geral, discutem os seguintes pontos: o desenvolvimento de uma língua pelo surdo, as metodologias ineficientes empregadas pela escola, as dificuldades apresentadas pelos surdos com a escrita e, ainda, as diferenças encontradas nas suas produções. Cabe, com base nesses pontos, discutir e esclarecer as questões que envolvem a linguagem escrita e a surdez.

No que diz respeito às dificuldades dos surdos com a língua escrita, Sanchez (1999) considera o século XX como perdido no tocante à educação, pois eles não conseguiram recuperar sua dignidade, sua identidade e nem mesmo sua autonomia; em geral, foram tomados como "objetos de reabilitação". Embora a obrigatoriedade do uso da língua majoritária pelos surdos tenha tido efeitos perversos na educação deles, não se pode desconsiderar que, apesar de todas as dificuldades, algumas conquistas foram obtidas, como a possibilidade de ingresso nas Universidades, empregos mais dignos e estáveis e o reconhecimento da Língua Brasileira de Sinais como língua oficial do Brasil.

Com relação à sua educação, mais especificamente, à aprendizagem da leitura e da escrita, a maioria dos trabalhos refere-se às dificuldades e às construções atípicas que os surdos apresentam. Atualmente, muitos surdos são considerados iletrados funcionais. No Brasil, a grande maioria dos surdos adultos não domina a língua portuguesa. Além disso, há uma considerável parcela de surdos brasileiros que não tem acesso à língua de sinais, ou por motivo de isolamento social ou, principalmente, por opção da família por uma escola que não utilize essa língua, o que causa, além das defasagens escolares, dificuldade e impedimento quanto à inserção dessas pessoas no mercado de trabalho.

Essas dificuldades com a leitura e a escrita muitas vezes advêm do fato de a grande maioria dos surdos ter dificuldades para aprender uma língua. Isso ocorre principalmente em famílias ouvintes nas quais nasce um filho surdo. Em geral, os pais ouvintes têm muita dificuldade para se comunicar com seus filhos surdos; assim, a interação que deveria acontecer entre eles muitas vezes não ocorre de forma natural, é forçada, sistemática, pois os pais sentem-se mais confortáveis usando a fala e a audição, e as crianças surdas adquirem linguagem principalmente por meio da visão. O papel dos pais, que deveria ser de mediadores na construção da linguagem, geralmente falha, e o desenvolvimento lingüístico da criança, que deveria acontecer em casa, fica sob responsabilidade da escola ou das clínicas de reabilitação. Nesses locais, geralmente a língua majoritária é ensinada formalmente, por meio de um processo que pode durar longos anos, e, mesmo assim, muitas vezes a criança surda não consegue adquirir uma fala inteligível. Assim, apesar de essas crianças freqüentarem o ensino formal, não raro a ênfase do processo educacional recai somente na fala.

Ainda hoje, escolas especiais para surdos priorizam o desenvolvimento da fala e da audição, como se isso fosse um pré-requisito para a aprendizagem da linguagem escrita. Ou seja, primeiro é esperado que o surdo fale e depois que aprenda a escrever. Muitas vezes, a língua de sinais, fundamental para o desenvolvimento do surdo, não é enfatizada, e o surdo acaba por dispor apenas de fragmentos da língua processada pelo canal auditivo-oral. Cabe aqui ressaltar que vários estudos demonstram que os surdos filhos de pais surdos estão mais bem preparados para enfrentar a etapa escolar e apresentam melhor desempenho na leitura e na escrita, já que foram expostos a uma língua comum a si e a seus pais, ou seja, a língua de sinais. No entanto, isso não significa afirmar que o fato de os surdos nascerem em famílias surdas é suficiente para que tenham melhor desempenho acadêmico e de linguagem.

Outra questão bastante relevante é a maneira com que os profissionais (professores, fonoaudiólogos) lidam com o surdo, a surdez e a linguagem. A língua muitas vezes é ensinada por meio de atividades mecânicas e repetitivas, como se fosse um código pronto e acabado. A descontextualização da linguagem, de seus valores, usos e significados sociais elimina o fato de o aprendizado da escrita depender das relações que a criança estabelece com seus interlocutores e com a escrita.

Os procedimentos utilizados com os surdos envolvem uma prática estruturada e repetitiva, na qual a língua é concebida como um conjunto de regras que o aluno tem de aprender para falar e escrever bem. Assim, não se fala em aquisição, mas apenas em ensino e aprendizagem da língua. A imersão na prática social da linguagem escrita se torna possível quando a criança surda mantém contato com adultos usuários e competentes nessa modalidade de língua e quando tem a oportunidade de participar de atividades significativas. A forma como geralmente a linguagem e as atividades de leitura e escrita são concebidas pela escola, ou seja, como algo passível de ser aprendido por meio de exercícios mecânicos e descontextualizados, contribui para que os problemas dos surdos com a escrita aumentem. Igualmente, em casa, muitas vezes a criança surda não tem acesso aos livros e aos jogos de leitura, o que lhe dificulta a construção de hipóteses sobre o objeto escrito e a percepção das diferenças entre a escrita e a fala. Assim, a escola tem dificuldade para entender as diferenças no processo educacional do surdo e o surdo, de inserir-se nesse processo.

A falta de atividades significativas com a escrita impede que os surdos percebam sua função social e as diferenças entre a língua majoritária e a língua de sinais, ou seja, que cada modalidade de língua possui regras e recursos específicos. Somente por meio da negociação e das interações entre essas modalidades de língua é que o surdo será capaz de aprender as diferenças e usar cada língua de acordo com suas normas. No caso específico da escrita, o surdo deve basear-se em experiências com a língua que já domina, em geral a de sinais, para construir e desenvolver essa forma de comunicação.

Outro ponto importante a considerar é que a escola, geralmente, faz uso de livros didáticos ineficientes, que não permitem que a criança perceba a função do texto. Com as metodologias adotadas tradicionalmente no ensino da língua portuguesa, negou-se aos surdos:

> o acesso a práticas lingüísticas significativas que os auxiliassem a perceber o sentido na aprendizagem de uma segunda língua. Como conseqüência, as respostas para o fracasso apresentado não foram buscadas nas estratégias inadequadas destinadas ao aprendizado da língua, mas foram justificadas como inerentes à condição da deficiência auditiva e não como possibilidade diferenciada de construção gerada por uma forma de organização lingüístico-cognitiva diversa (Fernandes, 1998, p. 163).

É fato que a escola não tem oferecido condições necessárias para os alunos surdos construírem o conhecimento. Assim, na maioria das instituições especiais, os professores não utilizam uma língua compartilhada com seus alunos, ou seja, não dominam a língua de sinais e acabam utilizando uma forma de comunicação bimodal para ensinar, usando a fala e alguns sinais concomitantemente. Essa estratégia faz o surdo focar seu olhar para as mãos do professor ou para seus lábios. Se olhar somente para os lábios, compreenderá apenas parte da mensagem; se olhar somente para as mãos, não compreenderá a mensagem da mesma forma, já que verá apenas alguns sinais da língua de sinais desconexos entre si, o que na realidade não forma língua nenhuma.

Outro agravante refere-se ao fato de as escolas regulares desconhecerem o indivíduo surdo e as conseqüências da surdez. Com a inclusão, essas escolas recebem os alunos com muita preocupação e ressalva, principalmente porque não existe uma língua compartilhada circulando em sala de aula, condição indispensável para que os surdos se tornem letrados. Outra conseqüência ruim em escolas regulares é que as situações de dificuldade do aprendizado passam muitas vezes a ser compreendidas como decorrência de problemas cognitivos. "Tais formas de pensar são calcadas em falsas definições, que arrasam a expectativa em relação às capacidades dos surdos, e reforçam crenças preconceituosas em relação à surdez" (Botelho, 2002, p. 20).

Vários outros estudos caracterizam as construções escritas de sujeitos surdos como atípicas e relacionam essa diferença ao pouco conhecimento desses sujeitos a respeito da língua portuguesa e à interferência da língua de sinais. Um desses estudos foi realizado por Fernandes (1990), que revelou que os surdos apresentam dificuldades para a leitura e compreensão de textos e concluiu que os surdos têm pouco conhecimento dos recursos da língua portuguesa, considerável limitação no que se refere ao domínio de sua estrutura, limitação no léxico, falta de consciência de processos de formação de palavras, uso inadequado de verbos em suas conjugações, tempos e modos, uso impróprio de preposições, omissão de conectivos em geral e verbos de ligação, troca do verbo "ser" por "estar", falta de domínio e uso restrito de certas estruturas de coordenação e subordinação. Fernandes ainda menciona que é necessário que o surdo domine a língua de sinais e tenha acesso a ela, pois só assim seu acesso à língua portuguesa como segunda língua será mais efetivo.

Vários autores analisam a interferência da Língua Brasileira de Sinais nas produções textuais de estudantes surdos e relacionam as dificuldades com a língua escrita às experiências não significativas com a língua portuguesa, decorrentes dos métodos utilizados no processo educacional desses alunos.

Mesmo que os surdos não tenham tido a oportunidade de aprender a língua de sinais precocemente, é nela, e não na língua processada pelo canal auditivo-oral, que a grande maioria se baseia para ler e escrever. Dessa forma, a interferência dos sinais no desenvolvimento da linguagem escrita relaciona-se à aquisição de uma segunda língua. É imprescindível ressaltar que o surdo precisa desenvolver uma língua efetiva, e, para que isso ocorra, é necessário que as experiências escolares oferecidas a ele privilegiem não apenas a língua de sinais, mas também os aspectos discursivos da escrita, já que estes são fundamentais para que o surdo se constitua como sujeito leitor e escritor, realizando um trabalho que proporcione a reflexão sobre o uso da linguagem escrita e da língua de sinais.

Não se podem relatar as dificuldades de escrita dos surdos sem estar atento ao que aconteceu com seu processo de aprendizado da linguagem. Cabe lembrar que "até recentemente a escolarização do surdo só teria sentido se ele conseguisse falar, ou seja, dominar os sons da língua" (Silva, 2001, p. 47). Assim, em razão das metodologias de ensino da língua portuguesa adotadas tradicionalmente, negou-se aos surdos o acesso a práticas lingüísticas significativas que os auxiliassem a perceber o sentido da escrita (como segunda língua). Além disso, outra importante questão apontada por Silva (1999, p. 11) é que: "um dos grandes desafios ao lidar com a questão da linguagem escrita repousa ainda em uma compreensão limitada a respeito da linguagem". Como conseqüência, muitas vezes, as respostas para o fracasso apresentado não foram buscadas nas estratégias inadequadas destinadas ao aprendizado da língua, mas foram justificadas como inerentes à condição da "deficiência auditiva". Não é apenas o fato de o surdo não receber informações auditivas que interfere nas suas práticas lingüístico-discursivas em português, mas também o fato de sua língua fundadora (a língua de sinais) não estar participando ativamente no processo de elaboração discursiva. A língua de sinais, portanto, não pode ser desconsiderada quando se avaliar e trabalhar com as produções escritas dos surdos.

Apesar de estudos indicarem as dificuldades dos surdos, somente na década de 1990 as pesquisas com surdos bilíngües começaram a ser desenvolvidas, e os seus resultados ainda são pouco conhecidos. No estudo apresentado a seguir considera-se que a construção da linguagem escrita ocorre por meio de um processo, e que neste a interferência de um adulto letrado é condição necessária, já que ele orientará, mediará e atribuirá sentido à escrita das crianças. É por meio dessa construção conjunta de conhecimentos, do conhecimento de mundo e do conhecimento partilhado, que os textos fazem sentido para quem os lê. Cabe ressaltar que, geralmente, quem trabalha com surdos tem dificuldades para identificar o processo de aquisição da linguagem escrita, parece esquecer que a escrita é um meio de grande potencial social na interação, e que a linguagem se constitui pelo trabalho dos sujeitos que participam de processos interacionais.

Todos esses fatos demonstram a necessidade de analisar não só o produto, mas o processo de construção de produções escritas de surdos, levando em consideração o papel do outro na construção escrita.

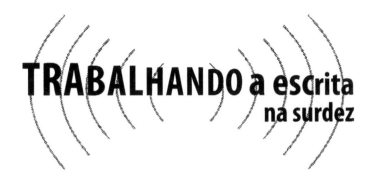

TRABALHANDO a escrita na surdez

A pesquisa apresentada a seguir teve sua origem em minha tese de doutorado. Desse modo, os casos apresentados fazem parte de um *corpus* coletado em um contexto clínico fonoaudiológico entre os anos 2000 e 2002. O material de estudo é constituído por produções escritas de surdos, coletadas em terapias individuais, nas quais atuei como parceira e investigadora. Cabe esclarecer que tenho proficiência em língua de sinais.

Participaram da pesquisa quatro sujeitos surdos, com idades entre 11 e 15 anos, todos do sexo masculino (Quadro 1). De 2000 a 2002, freqüentaram terapia fonoaudiológica duas vezes por semana, em sessões de 45 minutos.

Durante as sessões fonoaudiológicas, priorizou-se o trabalho com a linguagem escrita: a concepção adotada foi a de língua como atividade discursiva, e a interação foi privilegiada como lugar em que os sujeitos vão se constituir como usuários do português na modalidade escrita.

Quadro 1 – Sujeitos da pesquisa (nomes fictícios)

Nome	Daniel	Gabriel	Miguel	Uriel
Idade/série	11/ 4ª	15/ 5ª	14/ 5ª	15/ 7ª
Grau de surdez	Profunda bilateral	Profunda bilateral	Profunda bilateral	Profunda bilateral
Linguagem e recursos	Libras + LO	Libras + LO + fala	Libras + LO + fala	Libras + LO

A linguagem é, então, um trabalho coletivo em que cada pessoa se identifica com outras e a elas se contrapõe. Na concepção interacionista, Coudry (1988, p. 57) destaca que a língua é resultado desse trabalho coletivo, histórico e cultural; suas regras sociais derivam do jogo da linguagem por meio de sua prática. A língua, então, dispõe de diversos recursos expressivos que, "associados a fatores como o contexto, a situação, a relação entre os interlocutores, as leis conversacionais etc., fornecerão condições de determinação de um dado enunciado". Foi com base nessa posição teórica, por meio do jogo dialógico da construção conjunta da significação, que os surdos puderam desenvolver a linguagem escrita.

Para priorizar a natureza interativa da linguagem, foram utilizados diferentes tipos de textos escritos em jornais, gibis, livros, revistas, apresentando aos sujeitos poesias, contos, fábulas, receitas, experiências, entrevistas etc. Em todas as sessões procurou-se enfatizar a escrita em contextos significativos, nos quais a pessoa surda fosse capaz de interiorizar a língua portuguesa e perceber sua funcionalidade.

O material coletado é composto por várias produções escritas de cada sujeito, realizadas ao longo de dois anos. Desse material foram selecionados dois trabalhos de cada surdo.

As atividades realizadas durante as terapias basearam-se em duas estratégias:

1) Leitura de materiais escritos ou visuais (seqüências de figuras, fotos, histórias, jornais, livros, filme em vídeo) trazidos pela terapeuta. É preciso esclarecer que a leitura era realizada em conjunto e a terapeuta interferia sempre que solicitada, ou seja: quando o surdo não entendia algum vocábulo ou o sentido de uma sentença, recebia a explicação por meio da língua de sinais. Após a leitura e a explicação do texto, era solicitado que o surdo escrevesse algo a respeito do que havia lido ou visto.

2) Diálogos significativos sobre temas do interesse do surdo e escrita sobre o assunto discutido (filmes, programas de televisão, assuntos do dia-a-dia, notícias, receitas, cartas, piadas, experiências etc.). Em ambas as estratégias a interferência da terapeuta foi realizada em língua de sinais.

No momento da produção dos textos, a interlocutora costumava, sempre que possível, utilizar somente a Língua Brasileira de Sinais para conversar com os surdos. Como, porém, algumas vezes os sujeitos 2 e 3 não a entendiam, pois não tinham o domínio dessa língua, a fala e os sinais eram utilizados simultaneamente. Assim, este trabalho só se tornou possível porque os surdos e o adulto mediador partilhavam a língua de sinais.

Durante as atividades com a linguagem escrita, foi realizado pela terapeuta um trabalho de interlocutora e intérprete da Língua Brasileira de Sinais para o português e vice-versa, interferindo na produção escrita quando solicitada, principalmente com relação aos aspectos lexicais (vocabulário da língua portuguesa). Por exemplo, o surdo explicava em sinais o que queria escrever e a terapeuta o auxiliava com uma ou mais palavras adequadas em português. Se o surdo não pedisse ajuda, a terapeuta procurava não interferir no momento da produção.

Cabe destacar que cada produção passava por um processo de construção conjunta do texto, que algumas vezes durava mais que uma sessão terapêutica. Assim, por exemplo, antes de o surdo escrever um relato sobre sua vida, o assunto era comentado e discutido e somente depois ele produzia a sua escrita. Após o término de cada produção, era solicitado ao sujeito que relesse seu texto e modificasse o que achasse necessário. Em um último momento, o texto era relido e retextualizado em uma versão escrita final, procurando manter-se sempre fiel à idéia original do autor. Durante esse processo de releitura perguntava-se ao surdo, por meio da fala ou da língua de sinais, as palavras que não eram compreendidas, ou o que ele quis dizer com determinada frase; o surdo então explicava sua idéia e as lacunas eram preenchidas, as estruturas truncadas eram modificadas, a pontuação era introduzida, enfim, o texto era aproximado do português padrão. O trabalho consistia na (re)construção conjunta de um texto em português, usando as idéias do surdo e o conhecimento de língua da terapeuta. Essa atividade tornou-se fundamental, pois é a mediação que permitirá que o sujeito se transforme pelo fato de dispor, cada vez que lê, de outras possibilidades de escolha de estratégias para dizer o que tem a dizer.

Esse recurso da retextualização foi necessário para que os textos pudessem ter sentido. Para isso será utilizado um modelo de retextualização proposto por Marcuschi (2001); porém, antes de mostrar as estratégias de retextualização utilizadas para dar sentido ao texto, será apresentado o conceito de retextualização proposto por esse autor.

Para Marcuschi, (2001, p. 46), retextualizar é "um processo que envolve operações complexas que interferem tanto no código como no sentido e evidenciam uma série de aspectos nem sempre bem compreendidos da relação oralidade–escrita". Apesar de esse autor priorizar a relação oralidade–escrita em seu trabalho, ele também refere que o modelo que propõe poderá servir não somente para esse fim, mas também para outros tipos de retextualização, como o da escrita para a escrita. O autor postula que isso não significa a passagem do caos para a ordem, mas, sim, a passagem de uma ordem para outra ordem.

Marcuschi (2001) afirma que o propósito da retextualização depende da finalidade de uma transformação. Também menciona que a retextualização tanto pode ser feita pelo produtor do texto como por outra pessoa. Geralmente, quando é o próprio autor quem retextualiza, as mudanças são muito mais drásticas. Já, quando outra pessoa retextualiza o texto, terá mais respeito pelo original e fará menos mudanças no conteúdo, embora possa fazer muitas intervenções na forma.

Na retextualização, interfere-se tanto na forma e na substância da expressão como no conteúdo. Esse processo pode ser feito da fala para a escrita (por exemplo, de uma entrevista oral para uma entrevista impressa); da fala para a fala (por exemplo, em uma conferência, o conferencista fala e é feita a tradução simultânea de sua fala); da escrita para a fala (por exemplo, de um texto escrito para uma exposição oral) e da escrita para a escrita (por exemplo, de um texto escrito para o resumo escrito). Para que ocorra o processo de retextualização, Marcuschi (2001) apresenta nove operações, mais as operações especiais (envolvidas no tratamento dos turnos de fala nas atividades de retextualização) que serão mostradas no Quadro 2 e divididas em dois grupos:

1) operações que seguem regras de regularização e idealização (abrangem as operações de 1 a 4) e se fundam nas estratégias de eliminação e inserção;
2) operações que seguem regras de transformação[6] (abrangem as operações de 5 a 9 e as operações especiais) e se fundam em estratégias de substituição, seleção, acréscimo, reordenação e condensação.

As quatro primeiras operações contêm as estratégias mais comuns. Para uma retextualização bem-sucedida, não é necessário que se efetivem todas as operações nem que a ordem proposta seja seguida. O Quadro 2 apresenta o modelo das operações textual-discursivas proposto por Marcuschi (2001).

Marcuschi (2001, p. 121) também afirma que:

> a textualização é um processo muito comum no nosso dia-a-dia. Ela está presente na maioria das atividades em que a língua é usada. Por isso, o modelo sugerido poderá servir não só para o tratamento da passagem da oralidade para a escrita, mas pode ser estendido a outros tipos de retextualização. [...] na passagem de um texto escrito para outro texto escrito deve-se observar aspectos novos não-constantes no modelo [do Quadro 2].

---

[6] A nomenclatura "transformação" é utilizada por Marcuschi (2001).

Quadro 2 – Modelo das operações textual-discursivas na passagem do texto oral para o texto escrito

> **1ª operação:** eliminação de marcas estritamente interacionais, hesitações e partes de palavras (estratégia de eliminação baseada na idealização lingüística).
>
> **2ª operação:** introdução da pontuação com base na intuição fornecida pela entonação das falas (estratégia de inserção em que a primeira tentativa segue a sugestão da prosódia).
>
> **3ª operação:** retirada de repetições, reduplicações, redundâncias, paráfrases e pronomes egóicos (estratégia de eliminação para uma condensação lingüística).
>
> **4ª operação:** introdução da paragrafação e pontuação detalhada sem modificação da ordem dos tópicos discursivos (estratégia de inserção).
>
> **5ª operação:** introdução de marcas metalingüísticas para referenciação de ações e verbalização de contextos expressivos por dêiticos (estratégia de reformulação objetivando a explicitude).
>
> **6ª operação:** reconstrução de estruturas truncadas, concordâncias, reordenação sintática, encadeamentos (estratégia de reconstrução em função da norma escrita).
>
> **7ª operação:** tratamento estilístico com seleção de novas estruturas sintáticas e novas opções lexicais (estratégia de substituição visando a uma maior formalidade).
>
> **8ª operação:** reordenação tópica do texto e reorganização da seqüência argumentativa (estratégia de estruturação argumentativa).
>
> **9ª operação:** agrupamento de argumentos condensando as idéias (estratégia de condensação).

Assim, o autor propõe outro modelo para análise dos processos de retextualização. Neste, o **texto original** é apresentado de forma integral, com numeração de linhas e na vertical; a **retextualização** aparece na coluna a seguir com numeração própria e na vertical; as **operações e análises** são apresentadas em quatro colunas divididas de acordo com a necessidade de quem retextualiza o texto. Em princípio podem-se prever uma coluna que indique o tipo de operação e, a seguir, o tipo do fenômeno observado.

Com base nos conhecimentos de mundo, nos conhecimentos partilhados entre os surdos e a interlocutora do trabalho e na inferência, pode-se negociar o sentido que o sujeito-autor quis dar a seu texto. Na retextualização dos textos dos surdos, procurou-se interferir o menos possível na versão original. As interferências tiveram como objetivo facilitar a compreensão dos textos. Na análise da retextualização dos textos, utiliza-se o modelo diagramático proposto por Marcuschi. O Quadro 3 apresenta a retextualização de um texto produzido por um surdo da pesquisa que originou este livro.

Percebe-se, no Quadro 3, que foi necessário usar a 4ª operação, introdução da paragrafação e pontuação detalhada sem modificação da ordem dos tópicos discursivos, em todo o texto, já que o sujeito não havia utilizado nenhuma pontuação no texto que escreveu. Também se utilizou a 6ª operação: reconstrução de estruturas truncadas, concordâncias, reordenação sintática e encadeamentos nas linhas 1, 2 e 5. Assim, a linha 1, /*o rato tem escola*/, foi modificada para: /**Na escola tinha um rato.**/ A linha 2, /*vai menino vi menina rato medo pulou mesa*/, foi reestruturada para: /**O menino viu o rato e a menina ficou com medo e pulou na mesa.**/ E a linha 5, /*homem veio caixa rato mentira menina falou mentira tem rato*/, foi modificada para: /**O homem veio com uma caixa com o rato dentro, ele falou que tinha comida na caixa, mas a menina falou que era mentira, que o rato estava na caixa.**/ A 7ª operação, tratamento estilístico com seleção de novas estruturas sintáticas e novas opções lexicais, também foi utilizada em todo o texto, principalmente por meio de acréscimos de artigos, pronomes, preposições e novas opções léxicas.

Quadro 3 – Modelo diagramático para análise dos processos de retextualização

Texto original	1 o rato tem escola 2 vai menino vi menina rato medo pulou mesa 3 menina pulou janela 4 professora vi bagunça 5 homem veio caixa rato mentira menina falou mentira tem rato 6 rato morreu.
	1 Na escola tinha um rato. 2 O menino viu o rato e a menina ficou com medo e pulou na mesa. 3 Outra menina pulou pela janela. 4 A professora viu a bagunça. 5 O homem veio com uma caixa com o rato dentro, ele falou que tinha comida na caixa, mas a menina falou que era mentira, que o rato estava na caixa. 6 E então o rato morreu.
Tipo de operação	4[a] em todo o texto 6[a] nas linhas 1, 2 e 5 7[a] em todo o texto
Eliminações	2 vai
Substituições	1 o-um, tem-tinha 2 vi-viu 3 vi-viu 5 tem-estava na caixa
Acréscimos/ alterações	1 na 2 o, o, e, a, ficou com medo, e, na 3 outra, pela 4 a, a 5 o, com, uma, com, o, dentro, ele falou que tinha comida na caixa, mas, a, que, era, que o 6 e, então, o

Observação: Na linha "Tipo de operação", estão explicitadas as operações de retextualização feitas nos textos. Cabe ressaltar que todas essas operações serão explicadas logo após a tabela. Nas três últimas linhas ("acréscimos/alterações", "eliminações" e "substituições"), serão mostradas as modificações entre o texto original e o retextualizado. Essas tabelas são apenas ilustrativas do processo de retextualização, pois após cada uma delas a retextualização será explicada em detalhes.

Por meio da retextualização, percebe-se que são necessárias algumas operações nos textos dos surdos para que estes se aproximem do português padrão escrito e possam comparar e visualizar as diferenças e semelhanças entre o seu texto original e o retextualizado.

Ressalta-se, porém, que a atividade de retextualização não é o fim, mas apenas um dos meios para aproximar a escrita dos surdos, considerada "atípica", da escrita padrão. Lembrando que os textos originais dos surdos não devem ser ignorados e apontados como ruins ou errados, mas, sim, valorizados por seu conteúdo e forma.

O Quadro 4 mostra um exemplo do trabalho conjunto entre a interlocutora e Daniel (caso 1), para que o leitor perceba como ocorreram as interferências entre o mediador e a criança. Esta se encontrava em um processo inicial da escrita; por esse motivo, durante a produção textual percebem-se várias interferências do adulto mediador, interferências essas que diminuem à medida que os surdos vão tendo um domínio maior da linguagem escrita. O uso somente da /fala/ será representado entre barras e com letras normais; /fala + SINAIS/ será sublinhado e as palavras sinalizadas serão apresentadas em letras maiúsculas; o uso somente dos /SINAIS/ será representado por letras maiúsculas. As palavras escritas serão mostradas entre parênteses e as palavras escritas por meio do /a-l-f-a-b-e-t-o m-a-n-u-a-l/ serão apresentadas por hifens entre as letras. As palavras em negrito são aquelas que o surdo perguntou à interlocutora como escrever, por meio da língua de sinais. Na primeira coluna apresenta-se a transcrição e na segunda, o texto escrito por Daniel. A seguir está a transcrição da fita gravada durante a produção desse texto.

Quadro 4 – Exemplo de trabalho conjunto entre a interlocutora e Daniel

1 A: /qual a primeira coisa que escreve?/	Suellen
2 D: aponta para o bilhete e copia o nome da namorada, chama A e fala /eu/	Eu desculpo você, gosta você. Você é amiga gosta você.
3 A: /eu/	Eu gosta brincar **basquete.**
4 D: /DESCULPAR/	Ass Daniel
5 A: /desculpo, aonde que tá, aqui ó/ e aponta a palavra no bilhete /só que aqui, ó, é /po, eu DESCULPO/	
6 D: escreve (eu desculpo) /AMOR/	
7 A: lê o que D escreveu /DESCULPAR VOCÊ/	
8 D: mostra o que escreveu (eu desculpo vo)	
9 A: lê o que D escreveu /o que é isso aí?/ /v-o ta CERTO o que mais?/	
10 D: /N/	
11 A: entrega a Daniel o bilhete da namorada e pede para que ele procure a palavra (você) /olhe aqui ó/ e aponta a palavra	
12 D: escreve (você)	
13 A: /MUITO BEM, DEPOIS vai ESCREVER O QUÊ?/	
14 D: continua escrevendo e mostra seu texto e depois escreve (gosta)	
15 A: /GOSTAR O QUÊ?/	
16 D: /MENINA/ e mostra que havia escrito (ela)	
17 A: explica a D que (ela) significa outra pessoa e que seria melhor ele escrever (você)	
18 D: /POR QUÊ?/	
19 A: repete a	
20 D: faz um comentário sobre a filmadora. /VOCÊ/ escreve (você)	
21 A: /você/ /você O QUÊ?/ /LEMBRA do VERBO?/ /você pode ser É/	

continua

continuação

22	D: escreve (é) /AMIGA/ e pergunta como escrever a palavra.
23	A: /você já sabe/ A aponta para o bilhete da menina para que ele encontre a palavra
24	D: encontra a palavra (amiga) e escreve
25	A: / SÓ? QUERER ESCREVER MAIS O QUÊ?/
26	D: /AMIGA EU GOSTAR/
27	A: aponta para o texto de Daniel
28	D: espera que eu leia seu texto e escreve (gosta você)
29	A: /O QUE MAIS?/
30	D: /EU ELA LÁ/
31	A: /mas você já falou duas vezes/ indica o texto /fala o que/
32	D: /ELA EU AMIGO LÁ FALAR/ faz com o corpo que queria brincar de mãe-cola
33	A: /ah, mãe-cola/ /VOCÊ QUERER BRINCAR MÃE-COLA, VOCÊ CONVIDAR MENINA JUNTO/
34	D: faz que sim com a cabeça
35	A: /então escreva aí o nome/
36	D: /EU GOSTO BRINCAR/ e escreve (eu gosta brincar)
37	A: /MUITO BEM/
38	D: mostra seu texto /ESCONDER/ faz alguns sinais
39	A: A não entende o que ele quis dizer
40	A: / eu NÃO SEI o NOME/
41	D: /BASQUETE/
42	A: entende e escreve /b-a-s-q-u-e-t-e/
43	D: escreve (basquete) e mostra a A
44	A: /ACABOU?/
45	D: /SIM/
46	A: /como é que você vai ASSINAR?/
47	D: escreve seu nome.

Durante a produção do texto, nota-se que Daniel, apesar de pedir muitas vezes ajuda, principalmente com relação ao português, parece, aos poucos, estar construindo um novo modelo de texto escrito. A esse respeito pode-se recorrer ao trabalho de Koch (1995), quando afirma que a criança na fase inicial da escrita transpõe para seu texto procedimentos que está acostumada a usar na fala. No caso de Daniel, nota-se que ele algumas vezes transpõe para o texto os procedimentos que usa na língua de sinais, já que conta a história toda nessa língua e parece apenas traduzir os sinais para as palavras escritas em português, sem se preocupar com as convenções da língua portuguesa. Um exemplo disso pôde ser notado na frase /eu gosta brincar basquete/, na qual Daniel não utiliza nenhuma preposição nem a forma correta do tempo verbal. É por meio da intervenção que ele começa a produzir um texto escrito com significado e funcionalidade.

Durante toda a construção do texto escrito, é possível notar o "adulto letrado, constituindo-se em outro para o sujeito/criança, confrontando-a com a idéia de que a escrita veicula sentidos e não é simples seqüência de letras desenhadas ao acaso, desencadeia a busca de sentidos" (Mayrink-Sabinson, 1997, p. 47). É por meio do diálogo que surgem indícios de que o que o interlocutor diz ou fala tem repercussões no que Daniel diz e fala e vice-versa.

Percebe-se nessa construção que, em alguns casos, foi feita uma interferência direta, por meio de observações ou recomendações. Por exemplo: na linha 1, quando foi perguntado a Daniel qual a primeira coisa que ele deveria escrever; na linha 13, quando foi perguntado o que ele escreveria depois; na linha 15, quando foi perguntado do que ele gostava; na linha 21, em que foi sugerido que Daniel colocasse o verbo /é/

no seu enunciado. Em outros casos, nota-se uma recomendação mais ampla para que Daniel reescreva, por exemplo: nas linhas 4 e 5, nas quais Daniel queria escrever /desculpa/ e foi sugerido que ele procurasse no bilhete da namorada a palavra /desculpar/, então se pediu para que ele mudasse a palavra para /desculpo/, e nas linhas 16 e 17, em que Daniel havia escrito /ela/ e foi sugerido que ele mudasse para /você/. Mais detalhes sobre essa produção serão apresentados na análise do caso 1.

Com relação à análise dos textos apresentados a seguir, esta se apóia em alguns princípios da lingüística textual. Esse ramo da lingüística foi escolhido por permitir que se faça um diagnóstico a respeito da estruturação dos textos dos surdos, abordando principalmente a coesão e a coerência. Além disso, de acordo com a noção de texto que esse ramo da lingüística oferece, pode-se evidenciar o papel ativo do interlocutor na elaboração e interpretação dos textos de surdos. Enfim, por meio da análise da escrita à luz da lingüística textual, foi possível atuar e contribuir de forma que os surdos da pesquisa que originou este livro tivessem acesso efetivo à linguagem escrita. Nesta obra, serão analisados a coesão, a coerência e o processo de retextualização.

A seguir serão apresentados os conceitos de coesão e coerência usados na análise dos textos.

Para Koch e Marcuschi (1998, p. 170), o texto se organiza e progride com base em dois processos: seqüencialidade e topicidade.

A seqüencialidade é vista como progressão referencial e diz respeito à "introdução, preservação, continuidade, identificação, retomada etc. de referentes textuais, tidas como estratégias de designação de referentes". Desse modo, um referente é apresentado no texto e depois reaparece por meio de várias estratégias que garantem sua permanência na produção de forma progressiva, ou seja, é o encadeamento de termos que se relacionam que formará um todo significativo.

A topicidade ou progressão tópica diz respeito ao assunto ou tópico discursivo tratado ao longo do texto. Esses dois processos são considerados distintos, porém complementares.

Nesta obra sobre a escrita de surdos, será dada ênfase ao processo de topicidade. Koch (2003) afirma que é preciso que os textos apresentem continuidade tópica, ou seja, que não ocorram rupturas definitivas ou interrupções excessivamente longas do tópico em andamento. Essa continuidade envolve progressão. A progressão textual, de acordo com Koch (2003), pode ocorrer sem recorrências estritas, sendo a continuidade do sentido garantida por outros recursos ou procedimentos lingüísticos. Esses recursos interferem de maneira direta na construção da coerência, pois garantem a manutenção de um tema, o estabelecimento de relações semânticas e/ou pragmáticas entre segmentos maiores ou menores do texto, a ordenação e a articulação de seqüências textuais.

Dentre esses procedimentos destacam-se a progressão temática (que ocorre por meio de um tema constante, de progressão linear, de progressão com tema derivado e por salto temático) e a progressão tópica (que usa estratégias que garantem a manutenção dos tópicos textuais em desenvolvimento).

A seguir, um exemplo de progressão temática, retirado de um texto de um sujeito da pesquisa. No primeiro parágrafo, percebe-se a progressão por meio de um tema constante e no segundo parágrafo ocorre um salto temático.

> **EXEMPLO:**
>
> *Eu vou festa dia das Brixas meu roupa Vampiro tem caixão Eu dentro abre Eu morto mentira assusto menina.*
> *Eu comer bolo, coca, pipoca, coxinha embora casa.*

Nessa produção, inicialmente Daniel escreveu sobre uma festa das bruxas, na qual foi fantasiado de vampiro e deu um susto em uma menina; dessa maneira percebe-se que esse comentário fazia parte do mesmo tema. No segundo parágrafo, ele ainda estava comentando sobre a festa, porém deixou de falar sobre a fantasia e o susto e explicou o que comeu, assim é possível constatar um salto temático.

Além disso, nesta obra será analisado o encadeamento dos segmentos textuais com base nos pressupostos de Koch (1999, 2003). Esse mecanismo faz o texto avançar, garantindo a continuidade dos sentidos, e é realizado por meio de procedimentos lingüísticos que estabelecem, no texto, várias relações semânticas e pragmáticas. O encadeamento de segmentos textuais ocorre por meio de articuladores textuais ou operadores de discurso (Koch, 2003).

Os articuladores textuais são divididos em três grandes classes: os de conteúdo proposicional, os enunciativos ou discursivo-argumentativos e os metaenunciativos.

Quanto aos **articuladores de conteúdo proposicional**, estes se dividem em: *marcadores de relações espaciotemporais* (por exemplo: "a primeira vez") e *indicadores de relações lógico-semânticas,* como condicionalidade, causalidade, finalidade ou mediação, oposição/contraste, disjunção (por exemplo: "por causa", "porque", "para").

A seguir, exemplos do uso desses articuladores pelos sujeitos surdos da pesquisa.

> **EXEMPLO:**
>
> 1 – Não queram médico e hospital se morreu **porque** o corpo são mosquitos de dengue se veneno também.
> 2 – Outros dois primos veio para convita encontrou meus primos.

Quanto aos **articuladores discursivo-argumentativos**, estes são os que encadeiam atos de fala distintos, introduzindo, entre eles, relações discursivo-argumentativas, como contrajunção, justificativa, explicação, generalização, especificação, comprovação, entre outras (por exemplo: "ou", "mas", "isto é", "portanto", "ainda que", "afinal", "aliás"). O uso desse tipo de articuladores está exemplificado a seguir.

> **EXEMPLO:**
>
> Mesopotâmia – foi primeiro idéia escritor, tudo mundo não sabe lei e escritas, mas só pouco pessoa sabe.

E, finalmente, os **articuladores metaenunciativos** são aqueles que "comentam", de alguma forma, a própria enunciação. São divididos em:

- *Delimitadores de domínios*: explicitam o âmbito dentro do qual o conteúdo enunciado se verifica. Por exemplo: "geograficamente", o Brasil é um dos maiores países do mundo[7].

---

[7] Exemplo retirado de Koch (2003).

- *Organizadores textuais*: marcadores de integração linear cuja função é "estruturar a linearidade do texto, organizá-lo em uma sucessão de fragmentos complementares que facilitam o tratamento interpretativo" (Maingueneau, *apud* Koch, 2003, p. 135). Por exemplo: "primeiro", "depois", "em seguida", "enfim"; "por um lado", "por outro lado".
- *Modalizadores epistêmicos*: assinalam o grau de comprometimento do locutor com relação ao enunciado, o grau de certeza sobre os fatos enunciados;
- *Atitudinais ou afetivos*: encenam a atitude psicológica com que o enunciador se representa diante dos eventos de que fala o enunciado. Por exemplo: "infelizmente", "desgraçadamente".
- *Axiológicos*: expressam a valoração atribuída aos eventos, às ações e situações a que o enunciado faz menção.
- *Deônticos*: indicam o grau de imperatividade atribuído ao conteúdo proposicional.
- *Atenuadores*: visam a preservar as faces.
- *Metaformulativos*: dividem-se em:
  - comentadores da forma como o enunciador se representa perante outro ato de enunciação, por exemplo: "francamente", "sinceramente", "honestamente";
  - comentadores da forma do enunciado, por exemplo: "em síntese", "em suma", "resumidamente";
  - nomeadores do tipo de ato ilocucionário que o enunciado pretende realizar, por exemplo: "eis a questão", "cabe perguntar se";
  - comentadores de adequação do tema, por exemplo: "por assim dizer";

- introdutores de reformulação ou correções, por exemplo: "quero dizer";
- introdutores de tópico;
- interruptores e reintrodutores de tópico;
- marcadores conversacionais, por exemplo: "aí", "daí", "então", "agora". O exemplo desse tipo de articulador será mostrado posteriormente na análise do caso 3.

Koch (1995), ao analisar redações de crianças em idade escolar, observou que, com relação à coesão seqüencial, nas séries iniciais, a coesão está bastante próxima da oralidade, modalidade que a criança geralmente já domina quando chega à escola. No caso específico dos surdos, isso raramente ocorre, pois, na maioria das vezes, eles chegam à escola sem o domínio da língua majoritária na modalidade oral.

Outra questão também proposta por Koch (2003) diz respeito à singularidade dos eventos, como marcas ou indícios de uma complexa relação entre sujeito e linguagem. Assim, alguns episódios que aparentemente podem parecer inexplicáveis são, muitas vezes, indícios importantes do processo geral pelo qual o sujeito vai se construindo continuamente. Dessa forma, por meio de um exame acurado das ocorrências singulares, é possível formular hipóteses sobre o processo de aquisição da escrita dos sujeitos, bem como chegar a possíveis generalizações no que diz respeito a outros sujeitos que tenham vivenciado processo de aquisição semelhante.

Além desses aspectos, será avaliada a coerência dos textos dos surdos analisados, sendo importante salientar que a coerência também tem papel fundamental na textualidade. Koch (1995, p. 113) afirma que a "coerência diz respeito ao modo como os elementos expressos na superfície textual e aqueles que se encontram implicitados permitem aos usuários do texto a construção de um sentido, devido à atuação de fatores de ordem cognitiva, sociocultural, situacional, interacional".

Para Koch (1997), a coerência é resultado de uma construção feita pelos interlocutores. Não está no texto, mas é construída ao longo dele, levando-se em conta os recursos coesivos que aparecem na superfície textual e constituem as pistas que levarão o leitor à construção do sentido.

Considerando-se que discursos são produtos de uma série de ações, pode-se supor que o mesmo princípio de interpretação, aplicável às ações humanas, se aplica à interpretação do discurso em geral. Segundo Charolles (1983, p. 74), para que haja a compreensão de uma série de ações como coerentes, deve-se encontrar a intenção global que as justifica, de acordo com o que se sabe sobre o autor que as produziu.

Para Charolles (1983), a coerência, nesse sentido, implica mais que uma análise lingüística: pressupõe a análise do processo dialógico que se estabelece entre os sujeitos do discurso, uma vez que depende da descoberta da intenção das ações do autor. A coerência não se apresenta no discurso como algo pronto, estático, acabado, mas se constitui na interação dialógica e na busca de um ponto comum de entendimento.

O discurso requer compreensão. Assim, aquele que escuta ou lê sempre deve fazer uma análise para que possa apreender a intenção do autor. A produção do discurso implica uma projeção da maneira como a coerência e seu significado serão elaborados. Sendo assim, não há texto totalmente coerente ou incoerente. Tudo depende da possibilidade de interpretação das indicações presentes no discurso. Portanto, o conceito de coerência, conforme colocado por Charolles

(1983), leva a que se questione a coerência como uma habilidade individual.

O conceito de coerência remete, em princípio, ao processo de interpretação que se dá no contexto discursivo. Segundo Shiro (1994, p. 174), a coerência textual é resultado da habilidade do leitor de inferir as relações no nível da sentença. É ela que mantém o texto unido. É com base nas inferências do texto que se constitui a coerência.

Compreender não se resume a uma mera decodificação da língua vista como código, mas requer um processo de inferência. Compreender é inferir, o que significa definir língua como atividade intersubjetiva. Segundo Koch e Travaglia (1999), coerência é o que faz o texto ter sentido para os usuários, devendo ser entendida como um princípio de interpretabilidade, ligado à inteligibilidade do texto em uma situação de comunicação e à capacidade que o receptor tem para compreender o sentido desse texto. A coerência é estabelecida na interlocução, ou seja, na interação entre dois usuários em situação comunicativa, e depende da capacidade desses usuários de recuperar o sentido do texto.

A coerência tem relação direta com a coesão, já que é constituída de acordo com a seqüência lingüística que constitui o texto. A coesão, porém, ajuda a estabelecer a coerência, mas não é suficiente para que essa ocorra. Para Koch e Travaglia (1999), só existem textos incoerentes se seu produtor não souber adequá-los à situação comunicativa, dando pistas ao receptor para que ele possa calcular um sentido e estabelecer a coerência.

Esses autores propõem como principais fatores na constituição da coerência:

1) **Elementos lingüísticos:** servem como pistas para a ativação dos conhecimentos armazenados na memória e são o ponto de partida para a elaboração de inferências. Fávero (1995) afirma que conhecimento, que abrange desde a pronúncia, o vocabulário e as regras até o uso da língua, é o que faz que um indivíduo use uma língua como falante nativo.
2) **Conhecimento de mundo:** é adquirido à medida que vivemos e temos contato com o mundo. Para que a coerência de um texto seja estabelecida, é preciso que haja correspondência, mesmo que parcial, entre os conhecimentos de mundo do receptor e os conhecimentos ativados para a estruturação do texto.
3) **Conhecimentos partilhados:** os conhecimentos comuns entre o produtor e o receptor de um texto. É esse conhecimento que permite que os interlocutores façam mais ou menos inferências na interpretação do texto produzido.
4) **Inferência:** considerada a operação pela qual o receptor de um texto estabelece uma relação não explícita entre dois elementos do texto que ele busca compreender e interpretar. Segundo Massini-Cagliari (2001, p. 51), as "inferências são quaisquer operações mentais envolvendo o estabelecimento de relações entre elementos explícitos e não-explícitos que devem ser efetuadas para a compreensão de um texto, das mais simples às mais complexas".
5) **Fatores de contextualização:** aqueles que ancoram o texto em determinada situação comunicativa. Esses fatores geralmente são associados a título, datas, assinaturas, início do texto etc.

6) **Situacionalidade:** determina em que medida a situação comunicativa interfere no estabelecimento da coerência. É entendida também por Koch como "o conjunto de fatores que tornam um texto relevante para uma situação comunicativa corrente, ou passível de ser reconstituída" (Koch, 1985, p. 21).
7) **Informatividade:** o grau de previsibilidade da informação contida no texto. Determina a seleção e o arranjo das alternativas de distribuição da informação no texto. Essa seleção depende exclusivamente dos objetivos do emissor, que usa certos elementos lingüísticos para orientar o receptor em determinado sentido. Fávero (1985) afirma que, entre esses elementos, exercem papel preponderante aqueles que comumente se denominam palavras funcionais, como os artigos, os advérbios, as conjunções e as preposições.
8) **Focalização:** a escolha de centralizar ou privilegiar, no texto, algumas questões ou determinados assuntos.
9) **Intertextualidade:** refere-se àqueles conhecimentos que o escritor traz de outros textos. Esse conhecimento, de acordo com Koch (1986), se aplica com base em um processo passível de ser descrito no que diz respeito à mediação, que, segundo Beaugrande e Dressler (*apud* Koch, 1986), se constitui à medida que os locutores introduzem suas opiniões e objetivos momentâneos em um modelo de situação comunicativa. Para esses mesmos autores, quanto maior a extensão do tempo e das atividades de processamento entre o texto atual e o outro previamente conhecido, maior será a atividade de mediação.
10) **Intencionalidade:** refere-se ao modo como os emissores usam textos para perseguir e realizar suas intenções,

ou seja, ao "empenho do produtor em construir um discurso coerente, coeso e capaz de satisfazer os objetivos que tem em mente em uma determinada situação comunicativa" (Costa Val, 1999, p. 10). Grice (1982) afirma que o locutor que quer dizer algo por meio de um texto pretende que a ocorrência produza um efeito na audiência, pelo reconhecimento da intenção.
11) **Aceitabilidade:** é a contraparte da intencionalidade, uma vez que o receptor tenta estabelecer a coerência, interpretando o texto.

Na análise dos textos produzidos pelos surdos, nesta obra, serão considerados primeiramente a coesão, a seguir a coerência e, por fim, os recursos usados pela pesquisadora na retextualização.

Para encerrar essa discussão, cabe esclarecer aos profissionais que trabalham na área da surdez, ou àqueles que têm alunos surdos em suas salas de aula, que esse trabalho não segue uma receita predeterminada, já que cada surdo é singular na sua maneira de adquirir a escrita. Alguns pontos, porém, podem ser úteis para o trabalho com a linguagem escrita.

Primeiramente, o educador/terapeuta deverá basear-se sempre no texto, mesmo com crianças pequenas, pois o uso de palavras e frases soltas não fará nenhum sentido para o aprendiz. O profissional poderá utilizar vários tipos de textos escritos, ler em conjunto, fazendo o aprendiz se interessar pelo objeto escrito, e depois pedir para que o surdo escreva. No início desse processo, o profissional poderá atuar como escriba do surdo, ou seja, o surdo conta uma história, faz um relato e o mediador escreve. Aos poucos, essa criança começará a reconhecer palavras e frases e escrever por si só.

Outro ponto importante é que o profissional e o surdo devem compartilhar uma língua. Para os surdos que falam e possuem boa leitura orofacial, o trabalho fica mais fácil, pois já têm a língua portuguesa em sua forma oral e deverão aprender a versão escrita, ou seja, outra modalidade da mesma língua. Existem surdos, porém, que utilizam a língua de sinais; nesse caso, os profissionais devem ter conhecimento dessa língua. O profissional que trabalha individualmente com esse surdo poderá utilizar a língua de sinais em seu trabalho sem grandes dificuldades. Os professores que possuem alunos surdos e ouvintes em suas salas de aula devem conhecer a língua de sinais, mas não utilizá-la para dar aulas, já que é impossível explicar as disciplinas falando e sinalizando ao mesmo tempo. A língua de sinais é uma ferramenta de apoio, que deve ser usada para dar explicações individuais a esse surdo, ou para entender o que ele quer dizer. No entanto, existem surdos que não falam e desconhecem a língua de sinais; com essas pessoas, os profissionais deverão encontrar um ponto comum de entendimento, seja por meio da fala, dos sinais, de gestos naturais, de desenhos, de mímicas ou da escrita, até que esse surdo finalmente tenha domínio de uma língua e consiga entender as explicações do professor.

O profissional deverá apresentar assuntos interessantes aos surdos para fazer um trabalho com a linguagem escrita. Como cada indivíduo é singular, os interesses pela escrita no início serão diferentes. Assim, com surdos que adoram histórias em quadrinhos o trabalho poderá ser iniciado por esse caminho. Outros, porém, interessam-se por experiências científicas, podendo-se, então, fazer um trabalho com a escrita com base em uma experiência prática.

Além disso, é fundamental que os gêneros textuais e os tipos de textos sejam diversificados, ou seja, usar uma grande variedade de materiais escritos (contos, fábulas, histórias, piadas, jornais, revistas, relatos, experiências, receitas etc.). Isso fará o interesse pela linguagem escrita aumentar.

Outro ponto a ser considerado é que os profissionais não devem pontuar os "erros" dos surdos, mas, sim, elogiar o trabalho e o conteúdo do texto. Com o tempo, à medida que a criança vai tendo um domínio maior da escrita, eles poderão mostrar as diferenças entre a língua portuguesa padrão e o texto escrito.

É primordial que os profissionais também utilizem uma avaliação diferenciada. A princípio o professor/terapeuta deverá aceitar as manifestações escritas dos surdos, e não comparar suas produções escritas às dos ouvintes. O desenvolvimento da linguagem escrita dos surdos depende do conhecimento que esses possuem de sua primeira língua. Assim, os surdos oralizados provavelmente se basearão na língua oral para escrever, e esses aspectos serão refletidos na sua escrita. Os surdos que utilizam a língua de sinais baseiam-se nessa língua para escrever, e isso aparecerá na sua escrita. Desse modo, a falta de preposições, artigos e conjunções, o uso inadequado de verbos e suas conjugações etc. poderão aparecer na escrita, pois estão estruturando seus textos pensando em língua de sinais. Já os surdos que não possuem nenhuma língua estruturada terão esses aspectos apresentados em seus textos, cabendo a quem avalia ter bom senso a princípio e aceitar a escrita "atípica".

O profissional deve estar ciente das inúmeras diferenças estruturais entre a língua portuguesa e a língua de sinais. Além disso, é importante levar em conta que, como estão aprendendo uma segunda língua, os surdos apresentarão dificuldades semelhantes às dos estudantes de uma língua estrangeira.

Outro ponto que deverá ser considerado é que os "erros" que os estudantes surdos cometem ao escrever devem ser encarados como decorrentes da aprendizagem de uma segunda língua, ou seja, resultado da interferência da sua primeira língua e da sobreposição das regras da língua que está aprendendo.

O profissional deverá então considerar o conteúdo em detrimento da forma. Quanto à forma ou estrutura do texto, é preciso atentar para os seguintes aspectos morfossintáticos por estarem diretamente relacionados à organização da Libras: organização sintática da frase, que poderá apresentar a ordem osv (objeto-sujeito-verbo) ovs (objeto-verbo-sujeito) e svo (sujeito-verbo-objeto); estruturas típicas relacionadas à flexão de modo, tempo – inexistentes em Libras – e pessoas verbais; ausência de verbos de ligação ou auxiliares; utilização aleatória ou inadequada de artigos, devido à sua inexistência em Libras; uso inadequado de elementos coesivos; forma peculiar de utilizar a concordância verbal e nominal, pela ausência de gênero, número e flexão verbal de modo e tempo em Libras; questões de gênero e número por não serem marcadas em Libras.

Quanto ao aspecto semântico ou de conteúdo do texto, é característica própria nos textos dos surdos a limitação ou inadequação lexical (pobreza de vocabulário) em decorrência das experiências restritivas em relação à língua portuguesa a que os surdos foram submetidos em sala de aula e das poucas oportunidades de leitura no ambiente familiar, o que acaba por prejudicar a argumentação e a coerência do texto.

Para finalizar, os profissionais deverão conhecer seu aluno surdo e se dirigir diretamente a ele, não utilizando os colegas ou mesmo o intérprete (no caso de escolas que possuem intérpretes de língua de sinais) como ponte.

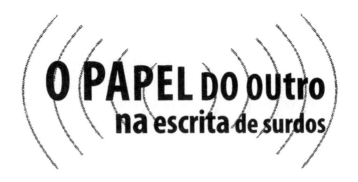

O PAPEL DO OUTRO na escrita de surdos

Primeiramente será apresentada uma breve história de cada sujeito, composta com base nas entrevistas com seus pais, para que se possa diferenciar o contexto sócio-histórico-cultural de cada um, entendendo que cada sujeito é único. A seguir, serão mostrados dois textos pertencentes a um mesmo surdo e no final será feita uma análise lingüística de cada um. Os textos serão apresentados e analisados em ordem cronológica e separadamente, visto que cada um foi produzido em contextos de produção individuais, de acordo com os desejos e interesses do autor. Em razão da análise, optou-se por numerar as linhas de cada produção para melhor identificar o item que está sendo discutido.

Caso 1 – Daniel

Daniel é filho mais velho e tem um irmão ouvinte. É o único surdo da família. Freqüentou uma classe especial para surdos de uma escola regular pública a partir dos 3 anos de idade. Na classe especial, teve acesso à Língua Brasileira de Sinais. Durante os anos de 1998 e 1999, Daniel freqüentou a 1ª série em uma escola regular. Sua professora do ensino fundamental relatou que, apesar de Daniel se relacionar muito bem com os colegas ouvintes, era bastante desobediente e indisciplinado. A professora também comentou que não tinha a mínima noção de como trabalhar com uma criança surda dentro da sala de aula. Na sua classe havia trinta crianças ouvintes e somente ele era surdo. Daniel era a única criança que tinha permissão para sair da sala de aula no momento em que quisesse, já que a professora tinha muitas dificuldades para entender o que ele queria, deixando-o agir conforme sua vontade. Durante as aulas, Daniel costumava somente copiar os conteúdos dos colegas, não conseguindo compreender as explicações dadas pela professora, que utilizava somente o português na modalidade oral. A professora ainda comentou que todas as crianças já sabiam ler e escrever, com exceção de Daniel. Ele foi reprovado na 1ª série, e o fracasso na sua aprendizagem da leitura e da escrita persistiu por mais um ano. O conteúdo trabalhado na escola regular estava relacionado com as letras do alfabeto, com o uso de rótulos, escrita de palavras soltas e textos produzidos em conjunto com a turma, mas Daniel não participava desses momentos porque não entendia a solicitação da professora e mantinha-se isolado da turma, realizando outra atividade.

Durante os anos de 1997 a 1999, Daniel freqüentou a classe especial no período da tarde, para aulas de reforço, e a professora utilizava a fala e os sinais simultaneamente para se comunicar. O trabalho nessa escola foi iniciado com a escrita de nomes de familiares, desenhos e sílabas com /p/ e /b/, onomatopéias, números de 1 a 10, vogais, palavras isoladas, alfabeto, criação de histórias com ajuda da professora, separação de palavras em sílabas, escrita de frases com verbos específicos (por exemplo: "Ele tem um avião, ele tem bola, ele tem casa"), cópia de textos e frases, escrita e reescrita de frases simples e de histórias. Com isso, pode-se dizer que o ensino da leitura e da escrita fundamentava-se em uma concepção de linguagem como instrumento de comunicação, segundo a qual sua principal função é a transmissão de informações. Nessa concepção, a língua é vista como um código; assim, cabe ao aluno aprender o sistema de formas fonéticas, gramaticais e lexicais da língua, sem levar em conta "a interação verbal como lugar da produção da linguagem e dos sujeitos que, neste processo, se constituem pela linguagem" (Geraldi, 1997).

No ano de 2000, Daniel desligou-se da escola regular e atualmente cursa a 4ª série em uma classe especial. A partir de 2001, essa escola passou a utilizar somente a Língua Brasileira de Sinais durante as aulas.

Atualmente, Daniel comunica-se basicamente por meio da Língua Brasileira de Sinais, possui excelente leitura orofacial e se utiliza da fala somente quando solicitado. A mãe e o irmão de Daniel comunicam-se com ele por meio da fala e dos sinais simultaneamente, mas o resto da família desconhece os sinais.

Em 1995, a família de Daniel começou a fazer um curso por correspondência para pais de crianças surdas, do Movimento Familiar A Voz do Silêncio (entidade filantrópica destinada ao atendimento fonoaudiológico e psicológico de surdos, além da orientação para pais, localizada em Curitiba).

Nesse local, a mãe recebeu orientações a respeito da surdez e de suas conseqüências para as relações familiares. Desde agosto de 1996, Daniel faz acompanhamento fonoaudiológico.

Durante todos os anos de atendimento fonoaudiológico, foi dada ênfase ao trabalho com a escrita, porém, até 1998, Daniel interessava-se somente pela escrita de algumas palavras soltas. Alegava muita dificuldade e costumava pedir ajuda para ler e escrever. Atualmente apresenta interesse pela escrita, apesar de ainda solicitar ajuda freqüentemente.

O primeiro texto analisado foi construído no dia 15/3/01. Cabe ressaltar que, antes dessa produção, Daniel apenas escrevia palavras soltas e algumas frases. Quando ele escrevia fora de uma operação partilhada com um adulto, revelava um baixo nível de reflexão ante a escrita. Somente após um tempo compartilhando suas experiências de língua (linguagem) Daniel se sentiu seguro e confiante para começar a tentar escrever. Nesse dia, ele trouxe um bilhete que a ex-namorada ouvinte lhe entregara na escola. Ele estava feliz, porém não havia entendido o conteúdo; pediu, então, para que a terapeuta lesse o bilhete junto com ele. O bilhete dizia o seguinte:

> Daniel
> Eu gosto de você, mas não quero ficar com você, eu só quero ser sua amiga, e se você me desculpar me escreva uma carta, e pare de me empurrar, porque meu namorado quer te matar.
>
> De quem gosta de você
>
> Ass.: Suellen
> Uma admiradora

O bilhete foi relido junto com Daniel, e quando o enunciado /pare de me empurrar, porque meu namorado quer te matar/

foi lido ele ficou constrangido e perguntou como a terapeuta sabia que ele fazia isso. Ela então lhe explicou que essa informação estava escrita no bilhete. Perguntou a ele se entendera o bilhete e se queria responder a ele; ele aceitou.

Texto 1 – Daniel

> 1 Suellen
> 2 Eu desculpo você,
> 3 gosta você.
> 4 Você é amiga gosta você.
> 5 Eu gosta brincar basquete.
> 6 Ass Daniel

Na análise desse primeiro texto, percebe-se que Daniel ainda não tem o domínio dos recursos coesivos da escrita, mas já os utiliza como acha mais conveniente. Em seu texto, e em todos os outros a serem analisados, não serão levados em conta a falta de recursos coesivos e o uso de poucas estratégias para se referir a alguém ou alguma coisa, mas, sim, os aspectos da linguagem que os surdos privilegiam, valorizando, em cada texto, aquilo que o sujeito fez.

Também no texto 1, percebe-se que Daniel utiliza procedimentos de progressão tópica, já que usa um tema constante e acrescenta novas informações a um mesmo tema, que se mantém.

Quanto à coesão seqüencial no texto 1, Daniel utiliza a recorrência de tempo e de aspecto verbal. Nota-se que ele utiliza sempre o tempo verbal no presente. Quanto ao encadeamento, ou seja, o estabelecimento de relações semânticas entre os enunciados, a justaposição ocorre marcada por sinais de pontuação entre as orações das linhas 3, 4 e 5. Observa-se, principalmente, o uso do ponto final, nas linhas 3, 4 e 5, e da vírgula, na linha 2. Cardoso (2002) afirma que o uso inicial do ponto revela a influência de um planejamento textual essencialmente cognitivo, funcionando por pedaços dos conteúdos, elaborados ao longo da tarefa de escrever.

Com relação à coerência, não houve dificuldades para compreender o texto 1, considerando que a coerência se constitui na interação dialógica e pressupõe uma disponibilidade dos falantes em encontrar um ponto comum de entendimento. Assim, por meio da interação e da troca de informações, foi possível compreender facilmente e analisar o texto, atribuindo-lhe sentido.

O Quadro 5 mostra a retextualização desse texto. Cabe esclarecer que as alterações realizadas do texto original para o retextualizado são pequenas e geralmente se relacionam a aspectos referentes à estrutura da língua. Essa retextualização foi feita em parceria com Daniel; a terapeuta lia o texto original e acrescentava as informações necessárias para aproximá-lo do português formal. Quando não entendia o que Daniel queria escrever, pedia-lhe esclarecimentos e clarificações, para que não interferisse em suas idéias, mas somente em seu conhecimento da língua portuguesa na forma escrita. Na primeira linha apresenta-se o texto original escrito por Daniel. Na segunda linha está a retextualização feita em parceria, ou seja, o texto reescrito. Na terceira linha encontra-se o tipo de operação de retextualização que ocorreu do texto original para o retextualizado. Nas linhas 4, 5 e 6 são apresentados os processos utilizados na retextualização do texto, ou seja, eliminações, substituições, acréscimos e alterações.

Quadro 5 – Retextualização do texto 1 (Daniel)

Texto original	1 Suellen 2 Eu desculpo você, 3 gosta você. 4 Você é amiga gosta você. 5 Eu gosta brincar basquete. 6 Ass Daniel
Retextualização	1 Suellen 2 Eu desculpo você, 3 *e* gosto *de* você. 4 Você é amiga *e eu* gosto *de* você. 5 Eu gostaria *de* jogar basquete *com* você. 6 Ass Daniel
Tipo de operação	6ª nas linhas 3, 4 e 5
Eliminações	
Substituições	3 gosta-gosto 4 gosta-gosto 5 gosta-gostaria, brincar-jogar
Acréscimos/alterações	3 e, de 4 e, eu, de 5 de, com, você

Na retextualização do texto 1, percebe-se somente a 6ª operação nas linhas 3, 4 e 5, ou seja, a reconstrução de estruturas truncadas, concordâncias, reordenação sintática e encadeamento. Esse tipo de operação é usado principalmente como reconstrução da função escrita. Assim, nas linhas 3 e 4, foi necessário fazer acréscimos de preposições, conjunções e pronomes e, na linha 5, o enunciado /*Eu gosta brincar basquete.*/ foi transformado em /**Eu gostaria de jogar basquete com você.**/ Nota-se, também no mesmo exemplo, a reconstrução da concordância verbal. Nesse texto foram necessárias poucas reformulações, já que a negociação do sentido já havia ocorrido durante a produção textual.

O segundo texto analisado desse sujeito foi produzido no dia 10/9/02. Primeiramente, foi lida uma história e depois sugerido que Daniel escrevesse sobre ela. Desde que um trabalho conjunto com a leitura e a escrita teve início, Daniel demonstra maior interesse, não mais solicitando ajuda com tanta freqüência.

Texto 2 – Daniel

> 1 O tatu tem fazer casa
> 2 tatu pobre tem triste **raposa disse desprezou** triste
> 3 tatu tem vi raposa casa **palacete** nova.
> 4 Raposa **conversou** rei leão palacete casa tatu fera
> 5 rei leão vi casa raposa palacete **mandou** raposa **embora** chuva
> 6 raposa triste **por favor** tatu casa **posso** dormir tatu sim casa **pode**.

Nesse texto nota-se, novamente, que Daniel tem dificuldade no uso dos verbos em português, já que usou somente duas formas verbais /tem e vi/ no texto todo; quanto aos outros verbos utilizados, como /disse/, na linha 2, /conversou/, na linha 4, /mandou/, na linha 5, e /posso/ e /pode/, na linha 6, Daniel fez o sinal e solicitou ajuda para escrevê-los, com as terminações verbais sendo colocadas pela terapeuta. A progressão tópica do texto é garantida por um tema constante, ou seja, todo o texto refere-se à seqüência de uma mesma história. Também se constatam os sucessivos encadeamentos por justaposição, principalmente marcados pela pontuação; porém, não se nota a conexão por meio de articuladores textuais.

Para que esse texto fosse percebido como coerente e para que o sentido fosse estabelecido, foi necessário que se ativassem conhecimentos de mundo e de língua; além disso, isso só ocorreu porque Daniel e a terapeuta tinham conhecimentos em comum, assim ela pôde fazer inferências em sua escrita e construir o sentido do texto.

Quadro 6 – Retextualização do texto 2 (Daniel)

Texto original	1 O tatu tem fazer casa 2 tatu pobre tem triste raposa disse desprezou triste 3 tatu tem vi raposa casa palacete nova. 4 Raposa conversou rei leão palacete casa tatu fera 5 rei leão vi casa raposa palacete mandou raposa embora chuva 6 raposa triste por favor tatu casa posso dormir tatu sim casa pode.
Retextualização	1 O tatu fez uma casa. 2 Ele é pobre e está triste porque a raposa o desprezou. 3 O tatu viu o palacete novo da raposa e ficou triste. 4 A raposa foi conversar com o rei leão e falou do seu palacete e da casa feia do tatu. 5 O rei leão foi ver o palacete da raposa e a mandou embora na chuva. O leão ficou com a casa da raposa. 6 A raposa foi embora triste. Bateu na porta do tatu e perguntou: – Por favor, posso dormir na sua casa? – E o tatu disse: – Sim, pode.

continua

continuação

Tipo de operação	2ª nas linhas 7 e 8 4ª nas linhas 1, 2, 4, 5, 6 e 7 6ª nas linhas 1, 2, 3, 4 e 5 7ª todo o texto
Eliminações	2 disse, triste. 3 tem, casa
Substituições	1 tem fazer-fez 2 tatu-ele, tem-está 3 vi-viu, nova-novo, palacete novo 4 conversou-foi conversar, fera-feia 5 vi-foi ver, casa-palacete, raposa-a
Acréscimos/alterações	1 uma 2 é, e, porque, a, o 3 o, o, da, e, ficou triste 4 a, com, o, e falou do seu, e da, do 5 o, o, da, e, na, o leão ficou com a casa da raposa 6 a, foi embora, bateu na porta do tatu e falou, na sua casa, e, o, disse, sim

O Quadro 6 mostra a retextualização do texto 2. A 2ª operação de Marcuschi (2001) – introdução da pontuação com base na intuição fornecida pela entonação das falas – foi utilizada na linha 6, /– **Por favor, posso dormir na sua casa?**/ E o tatu disse: /– **Sim, pode.**/, por meio da colocação de travessões que correspondem à fala dos personagens. Nas linhas 1, 2, 3, 4, 5 e 6, é possível observar a 4ª operação – introdução de paragrafação e pontuação detalhada sem modificação da ordem dos tópicos discursivos – por meio da introdução de novos parágrafos e da pontuação. Nas linhas 1, 2, 3, 4 e 5 verifica-se a 6ª operação, ou seja, reconstrução de estruturas truncadas, concordâncias, reordenação sintática e encadeamentos, por exemplo: na linha 1, substituição dos verbos /tem/ e /fazer/ por /fez/, na linha 2, substituição do verbo /tem/ por /está/, na linha 4, /*Raposa conversou rei leão palacete casa tatu fera*/, percebe-se ser necessária a reordenação sintática da frase, além da reconstrução de estruturas truncadas. Desse modo, a frase ficou assim: /**A raposa foi conversar com o rei leão e falou do seu palacete e da casa feia do tatu.**/ E em todas as linhas é possível perceber a 7ª operação – tratamento estilístico de novas estruturas sintáticas e novas opções lexicais, por exemplo: na linha 2, /*tatu pobre tem triste raposa disse desprezou triste*/, que foi reconstruída como: /**Ele é pobre e está triste porque a raposa o desprezou.** /Essa operação exige um acréscimo informacional, substituição lexical, reordenação estilística e redistribuição dos tópicos discursivos. Também recebe forte influência do processo cognitivo e supõe maior variedade vocabular.

Observando-se os textos de Daniel, é possível afirmar que os elementos que faltam em seus textos, tais como preposições, artigos, conjunções e alguns verbos, são, em sua maioria, exatamente aqueles elementos que inexistem ou se manifestam de outra maneira na língua de sinais, sua primeira língua. Segundo Richter (2000), na aprendizagem da L2, as crianças que se encontram nos primeiros estágios de aquisição comumente simplificam suas estratégias de planejamento e execução, emitindo apenas um número mínimo de constituintes, o que faz que haja lacunas em seu enunciado, ou seja, uma simplificação semântica e lingüística da mensagem. Pode ocorrer, assim, omissão de palavras, de elementos coesivos etc., e isso, além de ser bastante comum na aprendizagem da L1, também é muito observado quando qualquer aprendiz está adquirindo uma segunda língua. Essa hipótese pode explicar o uso que Daniel está fazendo da linguagem escrita.

Outro fator relevante na escrita de Daniel refere-se à importância da interação com adultos conhecedores dessa língua, pois são os adultos que responderão às pistas das crianças de acordo com seu nível de linguagem. Assim, foi por meio da interação com o outro que Daniel pôde construir hipóteses sobre a linguagem escrita e negociar sentidos. Essa negociação se deu pela confirmação de pedidos de esclarecimento, clarificação, repetição, contestação e questionamentos e é considerada a condição necessária para o domínio da língua escrita.

Durante os anos trabalhados com Daniel, observou-se que ele passou a refletir sobre seus textos e mudou sua postura perante a escrita. Inicialmente, Daniel negava-se a escrever, queria apenas contar seus textos por meio da língua de sinais, esperando que a terapeuta os escrevesse. Aos poucos, com a atividade textual partilhada, Daniel foi perdendo o receio da escrita e começou a formular hipóteses, a planejar seu texto e, junto com um adulto, a construir suas histórias. É óbvio que ele ainda não domina todos os aspectos formais e o conjunto de convenções que regulamentam o uso social da escrita, mas, pela mediação do adulto, provedor da escrita e criador de oportunidades para que esses aspectos se tornem evidentes, Daniel foi capaz de aceitar o desafio de escrever e produzir textos com coerência, criatividade e sem medo de errar, pois, apesar de lhe faltarem palavras na língua portuguesa, não lhe faltava o que dizer, apenas como dizer. O fato de Daniel e a terapeuta compartilharem a língua de sinais permitiu que ele dividisse suas histórias e experiências, e que a terapeuta pudesse dividir sua experiência com a língua escrita com ele. Desse modo, Daniel estava produzindo uma escrita com alternâncias e justaposições entre as duas línguas envolvidas. A escrita tornou-se, assim, um espaço a mais de manifestação de sua singularidade, e Daniel passou, então, a reconstruir a história de sua relação com a linguagem.

Caso 2 – Gabriel

Gabriel é filho único por parte de pai e tem dois irmãos por parte de mãe. Os pais são separados desde que Gabriel tinha um ano de idade e ele vive com o pai e o avô paterno. Perdeu contato com a mãe com um ano de idade. A mãe voltou a procurá-lo somente quando ele completou 13 anos. É o único caso de surdez na família. Ingressou em uma instituição especializada no trabalho com surdos aos 3 anos de idade em Guaratuba (cidade no litoral do Paraná). Aos 10 anos mudou-se para Curitiba e começou a estudar em uma escola especializada para surdos, onde teve seu primeiro contato com a língua de sinais. Desde os 11 anos começou a freqüentar uma escola regular no período da tarde; atualmente cursa a 5ª série. Comunica-se basicamente por meio dos sinais e da fala ao mesmo tempo, ou seja, ele fala e faz sinais na ordem gramatical do português; além disso, usa constantemente o alfabeto manual. Muitas vezes confunde-se ao utilizar e entender a Língua Brasileira de Sinais, pois geralmente só se encontra com outros surdos quando freqüenta a igreja em alguns finais de semana. Com relação à linguagem oral, fala frases curtas e palavras isoladas de maneira inteligível. Quando não é entendido, usa o alfabeto manual para escrever o que quer dizer. Conhece a escrita e tem bastante interesse, porém apresenta dificuldades ao ler e escrever, já que desconhece muitas palavras do léxico da língua portuguesa. Quando quer escrever algo e não consegue, costuma explicar-se por gestos naturais, por sinais e pela fala.

Iniciou tratamento fonoaudiológico em uma escola especial, porém, em 1999, foi para uma clínica particular, onde as atividades com a escrita eram desenvolvidas com base na construção de frases soltas ou de seqüências lógicas de figuras. Mudou de terapeuta em março de 2000.

Em uma das primeiras sessões (12/6/00), a terapeuta e Gabriel conversavam sobre histórias em quadrinhos; após a conversa, leram uma história do personagem Chico Bento, de Mauricio de Sousa. Foi solicitado que Gabriel escrevesse sobre a história. Gabriel foi, então, olhando as figuras e escrevendo. Nota-se que as frases se relacionam a cada quadrinho. Isso parece indicar que Gabriel "leu" as figuras. Essa leitura envolve decodificação de símbolos gráficos. Com base na afirmação de Cárnio (*apud* Friães e Pereira, 2000), de que a compreensão de um texto é fornecida por informações textuais do discurso e por informações contextuais do próprio texto, pode-se afirmar que Gabriel, quando lê, fica atento não somente à escrita, mas também aos outros componentes visuais que fazem parte de um texto.

Texto 1 – Gabriel

Chico e Rosinha

1 O Chico **vai dormir no** sonho namora Rosinha.
2 Ele acorda vê galinha na cocoricóó!
3 Ele lava rosto e a mão **na** áqua.
4 Ele tem fome tomar café.
5 Ele anda escola.
6 O Chico sonha **com a** Rosinha.
7 Ele trabalha **no sítio.**
8 O Chico sonha com a Rosinha **na roça** a planta.
9 O Chico sonha com a Rosinha dá comida **para a** galinha.
10 O Chico sonha com a Rosinha planta a cenoura.
11 Ele tem fome depois comer no gostoso.
12 Para casa com faz lição no escreva.
13 Passeio **combina com** a Rosinha. Oi, tudo bem você muito gosto.
14 Dormir Chico com a Rosinha chato muito demora na brabo.

Na análise desse texto percebe-se que Gabriel utiliza a recorrência de tempo e de aspecto verbal. Bastos (1984) comenta que esse recurso pode ser encontrado na análise de tempos verbais em narrativas escolares escritas. Sobre esse mesmo assunto, Koch (1999) faz uma distinção entre mundo narrado e mundo comentado, afirmando que, em português, são tempos do mundo comentado o presente do indicativo, o pretérito perfeito, o futuro do presente, e tempos do mundo narrado o pretérito perfeito simples, o pretérito imperfeito, o pretérito mais-que-perfeito e o futuro do pretérito do indicativo. Gabriel utiliza um tipo de narrativa e usa os verbos apenas no presente do indicativo, o que pode ter ocorrido exatamente porque nas histórias em quadrinhos os fatos estão presentes.

Ainda com relação à coesão seqüencial, Gabriel utiliza procedimentos de manutenção temática quando se refere a alguns termos que pertencem ao mesmo campo lexical, como: /**galinha-cocoricóó; sítio-roça-planta-cenoura**/. Também realiza a progressão tópica com um tema linear. Esse fato, segundo Massini-Cagliari (2001), é bastante encontrado nos textos das cartilhas, que têm uma forte tendência de apresentar, no primeiro plano, informações já dadas, ligando a elas informações novas. Massini-Cagliari (2001) afirma que a cartilha destrói o texto, pois, além de não levar em conta os conhecimentos que as crianças possuem antes de entrar na escola, tem uma apresentação equivocada dos mecanismos de coerência e coesão, já que apresenta uma concepção fragmentada de texto como seqüência aleatória de frases.

Quanto ao encadeamento, verifica-se a justaposição marcada por sinais de pontuação em todas as sentenças e por partículas seqüenciadoras na linha 3, quando escreve /rosto *e* a mão/, e na linha 11, /fome *depois* comer/. Kato (1992) explica que o fenômeno da criança colocar um ponto no final de cada sentença aponta para as estratégias, geralmente utilizadas na pré-escola, de escrever frases quase sempre no comprimento de uma linha. Esse fato certamente tem influência na escrita de Gabriel. Outra característica da escrita inicial das crianças, conforme aponta Cardoso (2002), é o uso insistente do organizador textual /e/. O organizador textual, presente no texto de Gabriel, é apontado por essa autora como o principal elemento de coesão da linguagem oral, sendo talvez um indício das marcas da oralidade na escrita.

Pode-se considerar que o texto de Gabriel apresenta poucos problemas de coerência, os quais podem ser explicados se for levado em consideração que o trabalho de escrita ao qual ele foi submetido demonstra que, muitas vezes, os professores filtram demais as informações para as crianças surdas; noutras o uso da linguagem é bastante fragmentado e descontextualizado, caracterizando situações controladas entre professor e aluno. Koch (1995) afirma que os primeiros textos escritos das crianças perdem muito da riqueza e criatividade, características dos textos espontâneos. Em geral, as crianças produzem frases curtas, nas quais a repetição dos sintagmas nominais quase sempre aparece no início de cada uma; elas também não costumam estabelecer relações semânticas entre as frases, por meio de elementos de ligação e conectores. Isso se deve muitas vezes aos textos da cartilha que talvez Gabriel tome como modelo.

Koch (1995) também comenta que, na fase inicial da escrita, a criança transpõe para o texto escrito os procedimentos que usa na fala. Isso também acontece com os surdos oralizados. Já os surdos não oralizados que possuem a língua de sinais transferem para o texto escrito os procedimentos que usam nela.

Como Gabriel e a terapeuta estavam juntos no momento da produção desse texto e compartilhavam informações (conhecimento partilhado) sobre a história em quadrinhos, pôde-se conscientizá-lo das diferenças da língua de sinais e da escrita por meio da retextualização do texto.

A coerência nesse texto foi influenciada, então, pelos conhecimentos lingüísticos do interlocutor, tanto da língua escrita como da língua de sinais, os quais foram fundamentais para que fosse percebido o sentido do texto. Assim, como a terapeuta conhecia a história, pôde inferir o sentido da linha 14, **/Dormir Chico com a Rosinha chato muita demora na brabo./**, e reconhecer o que Gabriel realmente queria dizer, pois sem conversar com ele tem-se a impressão de que os dois personagens da história dormiram juntos. Quando Gabriel foi questionado a respeito do significado da frase, porém, ele explicou que estava dizendo que **/Logo depois, o Chico dormiu e a Rosinha pensou: "Que chato!", e ficou brava/**.

Pode-se observar que a situação de produção interferiu diretamente no estabelecimento da coerência, pois nesses momentos o paciente interagiu constantemente, trocando idéias sobre seus textos, pedindo esclarecimentos e dando explicações sobre o que havia escrito. Nesse caso, a situação de reestruturação textual também passa a ser de extrema importância, visto que permite que outros leitores também percebam a coerência desses textos.

Também é possível notar que o grau de aceitabilidade do interlocutor presente é maior do que o dos outros leitores, já que esse participou da produção e pôde recuperar o sentido do texto. Assim, para quem não conhece a natureza da escrita dos surdos, o grau de aceitabilidade seria menor, porém o que pode parecer incoerente, a princípio, depende do interlocutor e de sua habilidade para interpretar e investir em uma tentativa de constituição de um relato coerente (Charolles, 1983; Mondada e Dubois, 1995; Shiro, 1994; Marcuschi, 2000).

Após a releitura, o texto 1 foi retextualizado (Quadro 7), e as duas versões foram comparadas junto com Gabriel. Na reestrutura desse texto, nota-se que a planificação poderia ser melhorada, porém isso não foi feito para não desestimular o paciente, que está acostumado a escrever frases sem alguns elementos coesivos.

A análise será baseada no modelo diagramático dos processos de retextualização proposto por Marcuschi (2001).

Quadro 7 – Retextualização do texto 1 (Gabriel)

| Texto original | 1 O Chico vai dormir no sonho namora Rosinha.
2 Ele acorda vê galinha na cocoricóó! Ele lava rosto e a mão na água.
3 Ele tem fome tomar café.
4 Ele anda escola. O Chico sonha com a Rosinha.
5 Ele trabalha no sítio. O Chico sonha com a Rosinha na roça a planta. O Chico sonha com a Rosinha dá comida para a galinha. O Chico sonha com a Rosinha planta a cenoura.
6 Ele tem fome depois comer no gostoso.
7 Para casa com faz lição no escreva.
8 Passeio combina com a Rosinha.
9 Oi, tudo bem você muito gosto.
10 Dormir Chico com a Rosinha chato muito demora na brabo. |

continua

continuação

Retextualização	1 O Chico foi dormir; no sonho, namora a Rosinha. 2 Ele acorda, vê o galo cantando cocoricó! Depois, lava o rosto e as mãos na água. 3 Tem fome e vai tomar café. 4 Mais tarde, ele vai para a escola, no caminho sonha acordado com a Rosinha. 5 Depois, ele trabalha no sítio e sonha com a Rosinha, dando comida para a galinha e plantando a cenoura. 6 Depois, ele tem fome e vai almoçar a comida gostosa. 7 Em casa, faz a lição. 8 Ele combinou um passeio com a Rosinha. Os dois se encontram. 9 – Oi, tudo bem? Eu gosto muito de você! 10 Logo depois, o Chico dormiu e a Rosinha pensou: "Que chato!", e ficou brava.
Tipo de operação	2ª linha 9 3ª linhas 5-6 6ª linhas 8-10 7ª linhas 1, 2, 5, 6 , 7 e 10 9ª redução do texto
Eliminações	2 na, ele 3 ele 4 o Chico 5 na roça a planta, com, na, o Chico sonha com a Rosinha, o Chico sonha com a Rosinha 6 no 7 com, no escreva 10 muito demora, na

continua

continuação

Substituições	1 Vai-foi
2 galinha-galo
4 anda-vai
5 dá-dando, planta-plantando
6 comer-vai almoçar, gostoso-gostosa,
7 para casa-em casa
8 combina-combinou
9 você muito gosto-eu gosto muito de você
10 dormir Chico-Chico dormiu, brabo-brava
Acréscimos/alterações	1 a
2 o, cantando, depois, o
3 e vai
4 mais tarde, para a, no caminho, acordado
5 depois, e
6 e, a comida, a
7 a
8 ele, um passeio, os dois se encontraram
9 eu, de
10 logo depois, o, e, pensou que, e ficou

Pode-se perceber que os processos mais utilizados para que o texto se tornasse mais coerente foram as substituições e os acréscimos, principalmente de elementos conectivos, artigos, preposições, conjunções e verbos, seguidos pelas eliminações. A reescrita desses textos é necessária pois o interlocutor que conhece o português pode acrescentar elementos que faltam e suprimir outros que sobram. Quanto às operações propostas por Marcuschi (2001), utilizadas nesse texto, a 2ª operação – introdução da pontuação com base na intuição fornecida pela entonação das falas – é notada na linha 9, /– **Oi, tudo bem? Eu gosto muito de você!**/, por meio da colocação de um travessão que corresponde a uma fala de um personagem. Percebe-se, também, a 3ª operação

– retirada de repetições – nas linhas 4 e 5 da retextualização, pois Gabriel havia escrito /*Ele anda escola. O Chico sonha com a Rosinha. Ele trabalha no sítio. O Chico sonha com a Rosinha na roça a planta. O Chico sonha com a Rosinha dá comida para a galinha. O Chico sonha com a Rosinha planta a cenoura*/, e o texto foi modificado para: /**Depois, ele trabalha no sítio e sonha com a Rosinha, dando comida para a galinha e plantando a cenoura.**/. Segundo Marcuschi (2001), o uso dessa operação não se refere apenas a uma condensação informacional, mas à retirada de elementos desnecessariamente reduplicados para a produção escrita. Nas linhas 5 e 6, também se verifica a 6ª operação, ou seja, reconstrução de estruturas truncadas, concordâncias, reordenação sintática e encadeamentos. Assim, o enunciado /*O Chico sonha com a Rosinha na roça a planta. O Chico sonha com a Rosinha dá comida para a galinha.O Chico sonha com a Rosinha planta a cenoura.*/ foi reconstruído para: /**Depois, ele trabalha no sítio *e* sonha com a Rosinha, dando comida para a galinha *e* plantando a cenoura.**/. Nas linhas 1, 2, 5, 6, 7 e 10 a 7ª operação foi utilizada – tratamento estilístico de novas estruturas sintáticas e novas opções lexicais. Essa operação exige acréscimo informacional, substituição lexical, reordenação estilística e redistribuição dos tópicos discursivos, bem como recebe forte influência do processo cognitivo e supõe maior variedade vocabular. A 7ª e a 8ª operações surgem com maior intensidade nos problemas de compreensão textual, visto que, para que haja uma transformação textual, é necessário que se compreenda o texto. No caso do texto dos surdos isso se torna fator *sine qua non*, pois compreender o sentido que o autor quis colocar no seu texto é a condição principal para que se possa reestruturá-lo. E, finalmente, em todo o texto foi utilizada a 9ª operação, na qual ocorrem o agrupamento de argumentos e a condensação das idéias. Nessa operação, o volume de informações dos dois textos deve ser preservado.

Entre a primeira produção e o texto 2, houve um trabalho no qual Gabriel foi exposto a diferentes tipos de textos. Esse fato é relevante, já que podem ser notadas as diferenças entre o primeiro texto apresentado e o próximo. É importante ressaltar também que, desde que teve início o processo de retextualização dos textos de Gabriel, ele passou a se interessar mais pela escrita e a prestar mais atenção ao que escreve. Esses fatos demonstram que Gabriel está refletindo mais sobre sua escrita e sobre os outros textos, e, dessa forma, pode-se notar um salto qualitativo no percurso de sua construção escrita.

O segundo texto de Gabriel a ser analisado foi produzido no dia 13/11/02.

Texto 2 – Gabriel

1 A Caroline
2 Oi, tudo bem?
3 Meu nome é Gabriel. Eu tenho 15 anos. Meu aniversário é 30/03. E **oseu**?
4 Se você quise ao cinema? É pra você escolhe em qual? Tanto faz no shopping.
5 Eu posso ir na sua casa?
6 Eu quero conversar **com** você!
7 Se você esconha pode na minha casa ou é a sua?
8 Você gosta de video?
9 Você gosta de bicicleta? **Pode** andar de bicicleta o comigo?
10 Vamos, nós juntos comigo na andar.
11 Se você quer combinar ao sábado meu celular 55555555 e eu tenho um e-mail: xxx@xxxxxxxx
12 Tchau! Gabriel

Durante o último mês, Gabriel referiu-se muito a namoro, meninas etc. Foi sugerido, então, que ele escrevesse uma carta para uma menina da qual ele gostava. Gabriel apreciou a idéia, mas não sabia como começar. Sugeriu-se que começasse explicando quem era ele, já que ele e a menina não se conheciam muito bem. Ele começou escrevendo sozinho e, em algumas frases, como /Meu aniversário é/, confirmou com a terapeuta se o verbo estava correto. Esse fato é muito importante, já que Gabriel parece ter a preocupação de empregar o verbo certo, uma vez que parece ter confundido muitas vezes os verbos /ser/ e /estar/ e sempre foi corrigido. Fazia entender que ele estava consciente da sua dificuldade em empregar o verbo. Essas correções devem ter deixado marcas na escrita de Gabriel. Depois de ter falado sobre o seu aniversário, primeiro escreveu /E você?/, e a terapeuta, então, mostrou que ele deveria escrever /E o seu?/. Durante essa produção, Gabriel ficou bastante feliz, porém ansioso; a cada nova frase, falava o que queria dizer e depois escrevia, já que queria que a carta estivesse perfeita, pois a menina é ouvinte. Em um momento perguntou se deveria ser uma carta curta ou comprida, o que mostra que ele ainda está preocupado com o tamanho de seu texto. Esse fato, às vezes, é bastante enfatizado pela escola, porém foi deixado claro que o tamanho de seus textos não é o importante, mas, sim, o conteúdo. No final da carta, Gabriel perguntou se deveria finalizar escrevendo /tchau/ ou /um beijo/, sendo então sugerido que ele escrevesse somente /Tchau!/, já que não conhecia bem a menina. Quando acabou, Gabriel, preocupado, perguntou se deveria entregar a carta à menina e recebeu como resposta que ele mesmo deveria escolher se entregaria ou não. Gabriel, meio tímido, disse que preferia guardar a carta por um tempo, conversar com a menina primeiro e depois entregar o que escrevera.

Nesse texto, Gabriel utilizou melhor os verbos em suas conjugações, tempos e modos. Por exemplo: na linha 3, /Eu tenho 15 anos./; na linha 5, /Eu posso ir a sua casa?/; na linha 6, /Eu quero conversar com você/; e na linha 8, /Você gosta de vídeo?/. Constatam-se os sucessivos encadeamentos por justaposição, principalmente marcados pela pontuação, porém não se nota a conexão. Não ocorrem no texto procedimentos de manutenção temática, mas, sim, a progressão tópica com tema constante, na qual são acrescentadas novas informações a um mesmo tema.

Quadro 8 – Retextualização do texto 2 (Gabriel)

| Texto original | 1 A Caroline
2 Oi, tudo bem?
3 Meu nome é Gabriel. Eu tenho 15 anos. Meu aniversário é 30/03. É o seu?
4 Se você quise ao cinema? É pra você escolhe em qual? Tanto faz no shopping.
5 Eu posso ir na sua casa?
6 Eu quero conversar com você!
7 Se você esconha pode na minha casa ou é a sua?
8 Você gosta de vídeo?
9 Você gosta de bicicleta? Pode andar de bicicleta o comigo?
10 Vamos, nós juntos comigo na andar.
11 Se você quer combinar ao sábado meu celular 55555555 e eu tenho um e-mail: xxx@xxxxxxxxx
12 Tchau! Gabriel |

continua

Retextualização	1 Caroline 2 Oi, tudo bem? 3 Meu nome é Gabriel. Eu tenho 15 anos. Meu aniversário é dia 30/03. E o seu? 4 Se você quiser ir ao cinema, você pode escolher em qual, tanto faz o shopping. 5 Eu posso ir a sua casa? 6 Eu quero conversar com você! 7 Você pode escolher se vai a minha casa ou eu vou a sua? 8 Você gosta de vídeo? 9 Você gosta de bicicleta? Pode andar de bicicleta comigo? 10 Vamos juntos andar. 11 Se você quiser combinar no sábado, meu celular é 555555555 e eu tenho um e-mail: xxx@xxxxxxxx 12 Tchau! Gabriel
Tipo de operação	6ª linhas 7, 10 e 11
Eliminações	1 a 4 é pra 7 é a 10 nós, comigo, na
Substituições	4 quise-quiser, escolhe-escolher 7 se você esconha-você pode escolher se, ou é a sua-ou eu vou na sua 10 vamos, nós juntos comigo na andar- vamos, juntos andar 11 quer-quiser
Acréscimos/alterações	3 dia 4 ir, pode 7 vai, vou, na 11 é

No texto 2 especificamente, somente foi utilizada a 6ª operação, a fim de reconstruir algumas estruturas sintáticas nas linhas 7, 10 e 11, por exemplo: /*Se você esconha pode na minha casa ou é a sua?*/ foi reconstruída para: /**Você pode escolher se vai a minha casa ou eu vou a sua?**/.

Pela análise desses textos, pôde-se perceber que Gabriel está refletindo e mudando suas atitudes sobre a maneira de utilizar a língua escrita, que está sendo constituída por meio da interação. Assim, nesse último texto, o leitor não fez tantas inferências para constituir a coerência do texto e, conseqüentemente, as operações foram menos utilizadas que nos textos anteriores.

O fato de, na retextualização desse último texto (Quadro 8), ter sido utilizada apenas uma operação proposta por Marcuschi confirma que Gabriel realmente está refletindo sobre o uso da língua portuguesa, o que resulta na modificação em relação ao seu uso. Segundo o autor, o domínio da língua escrita vai, então, se manifestando, progressivamente, de acordo com as estratégias que vão sendo realizadas. "Para transformar um texto em outro, [...] supõe-se uma intensa atividade de compreensão de texto. Essa perspectiva abre uma área inexplorada que pode trazer relevantes conhecimentos para uma melhor apreensão dos processos de compreensão de um modo geral" (Marcuschi, 2001, p. 112).

Quanto à coesão seqüencial, Gabriel passou a utilizar mais articuladores textuais com o tempo. No seu primeiro texto, percebem-se poucos articuladores; as frases estão desconexas entre si, porém, no texto 2, já se notam vários articuladores textuais, o que parece indicar que Gabriel está refletindo sobre esses articuladores e os vários tipos de relações lógico-semânticas nos textos que lê e, em decorrência disso, está usando esses articuladores em seus textos.

Quanto à coerência dos textos, como o interlocutor e Gabriel estavam juntos no momento da construção textual, foi possível dar sentido aos seus textos por meio das situações comunicativas. Em poucos momentos foi preciso interferir e perguntar o que ele quis dizer com determinada frase, pois, como tinham conhecimentos de mundo partilhados, pôde-se contribuir para a atribuição de sentido aos textos. O contexto de produção também foi fator determinante para o entendimento das produções. Além disso, por meio dos processos de retextualização, foi possível que Gabriel refletisse sobre sua escrita, formulasse novas hipóteses e comparasse seus textos aos outros retextualizados.

A observação dos textos desse sujeito nos leva a "olhar" novamente para os dados singulares, pois foram esses dados que permitiram que fosse feita uma reflexão sobre as hipóteses que podem explicar o processo de aquisição de linguagem de Gabriel. O papel desempenhado pelo outro e as propostas de trabalho elaboradas deram origem ao trabalho de escrita realizado por Gabriel, e, assim, ele pôde produzir textos significativos, organizados e aceitáveis. Durante esse processo, percebe-se que Gabriel passou a utilizar melhor a linguagem escrita e, por meio das interações, mudou sua maneira de olhar a escrita, perdeu o medo que sentia de escrever, enfim, entendeu a função e o papel social da escrita em sua vida. Dessa forma, o ato de escrever perdeu "seu caráter artificial de mera tarefa escolar para se tornar um momento de expressão da subjetividade de seu autor, satisfazendo necessidades de comunicação [...] registrando para outrem e para si vivências do mundo de que participa" (Geraldi, 1996, p. 66).

Caso 3 – Miguel

Miguel é filho único de pais separados. Mora com a mãe e os avós maternos. Freqüentou atendimento fonoaudiológico em outra clínica, dos 3 aos 10 anos de idade, e retornou ao atendimento em março de 2001. O trabalho dos outros fonoaudiólogos era voltado para a fala e para a aprendizagem da leitura orofacial. Comunica-se bem por meio da fala, apesar de muitas vezes não ser entendido, e possui boa leitura orofacial. Somente há dois anos a mãe teve seu primeiro contato com a Língua Brasileira de Sinais e, desde então, tem procurado, junto com Miguel, fazer cursos para aprender a nova língua, pois acha importante que o filho tenha identidade surda. Miguel usa geralmente os sinais e a fala simultaneamente. Estudou, quando pequeno, em uma escola oralista e em uma escola regular. Atualmente freqüenta a 5ª série na mesma escola que Gabriel. Apresenta interesse pela escrita, escreve bem, porém costuma alegar muita dificuldade. Geralmente, antes de escrever, afirma não saber.

Nesse primeiro episódio, no dia 14/5/01, Miguel leu a história "O patinho feio". Depois da leitura, ele explicou, por meio da fala e de alguns sinais, o que havia entendido da história. Miguel costuma escrever com a borracha na mão e em vários momentos apaga o que está escrevendo, alegando que sua letra está feia.

Quanto à coesão seqüencial, pode-se notar que esse texto possui progressão tópica, já que o texto todo se refere a uma mesma história. Também se percebe o encadeamento, por meio de recorrência de aspectos verbais. No entanto, Miguel ora coloca os verbos no presente, como na linha 2, /Pata mãe é triste cuidava o patinho e triste porque ele rir porque o patinho feio./, ora no passado, como na linha 8, /O Cisne veio encontrou e o cisne amigo./.

Texto 1 – Miguel

> 1 Porque o Patinho Feio.
> 2 Pata mãe é triste cuidava o patinho e triste porque ele rir porque o patinho feio.
> 3 coitado o patinho é o pobre muito fome.
> 4 O patinho é **sozinho** ficou cansado, com fome e com medo e o **dormiu**.
> 5 O pato selvagem é brincavam alegria.
> 6 O pato medo **fugiu** é sozinho o patinho.
> 7 O patinho comeu peixe depois crasce forte.
> 8 O Cisne veio encontrou e o cisne amigo.
> 9 O CIsne viu o água diverente o Pato.

Observa-se, também, a justaposição marcada por sinais de pontuação, em todas as sentenças, e por partículas seqüenciadoras, na linha 2, quando escreve /**e** triste/; na linha 4, /**e** com medo **e** o dormiu/; e na linha 8, /**e** o cisne amigo./. Outra característica da escrita de Miguel, que já havia aparecido no texto 1 de Gabriel, é o uso do organizador textual /e/. Esse é apontado por Cardoso (2002) como o principal elemento de coesão na linguagem oral, e, assim, talvez esse organizador textual, presente no texto de Miguel, seja um indício das marcas da oralidade na escrita, já que, dos quatro sujeitos analisados, Miguel é o que mais faz uso da oralidade.

Também se notam, no texto de Miguel, alguns indicadores de relações lógico-semânticas de causalidade. Na linha 1, Miguel inicia seu texto com uma pergunta: /**Porque** o Patinho Feio/, na linha 2, /Pata mãe é triste cuidava o patinho e triste **porque** ele rir **porque** o patinho feio./.

Pode-se considerar que o texto de Miguel apresenta poucos problemas de coerência. Em geral, produz frases curtas, nas quais a repetição dos sintagmas nominais geralmente aparece no início de cada uma.

Durante a produção desse texto, foi explicado a Miguel que ele não precisava escrever por frases, uma embaixo da outra, que podia continuar a história no mesmo parágrafo e usar outros recursos. Apesar de Miguel concordar, não conseguiu escrever de outra maneira; parece estar acostumado a escrever assim.

Após a escrita desse texto, a interlocutora e Miguel o retextualizaram (Quadro 9). Na linha 4, em que escreveu /O patinho é sozinho/, Miguel conseguiu perceber que o verbo /é/ deveria ser outro e o modificou para /O patinho está sozinho/. Notou-se que, durante a retextualização, Miguel se cansou e queria parar a atividade, porém, quando foi explicado que faltava pouco para acabar, ele conseguiu trabalhar até o fim do texto.

Quadro 9 – Retextualização do texto 1 (Miguel)

| Texto original | 1 Porque o Patinho Feio.
2 Pata mãe é triste cuidava o patinho e triste porque ele rir porque o patinho feio.
3 coitado o patinho é o pobre muito fome.
4 O patinho é sozinho ficou cansado, com fome e com medo e o dormiu.
5 O pato selvagem é brincavam alegria.
6 O pato medo fugiu é sozinho o patinho.
7 O patinho comeu peixe depois crasce forte.
8 O Cisne veio encontrou e o cisne amigo.
9 O Cisne viu o água diverente o Pato. |

continua

continuação

Retextualização	1 Por que o patinho é feio? 2 A pata mãe estava triste e cuidava do patinho feio, o outro pato ria porque o patinho era feio. 3 Coitado do patinho, ele é pobre e tem muita fome. 4 O patinho estava sozinho, ficou cansado, com fome e com medo e dormiu. 5 Os patos selvagens brincavam alegres, 6 escutaram barulho de tiro e fugiram com medo, e o patinho ficou sozinho. 7 O patinho comeu peixes e depois cresceu forte. 8 O cisne veio e encontrou o patinho, 9 que se viu na água e descobriu que era um cisne.
Tipo de operação	6ª nas linhas 2, 6, 8 e 9 7ª nas linhas 6 e 9
Eliminações	2 triste, porque 3 o 4 o 5 é 6 o pato 8 – e o cisne amigo 9 o cisne, diverente o pato
Substituições	1 porque-por que 2 é-estava, o-do, ele-o outro pato, rir-ria 3 o-do, muito-muita 4 é-estava 5 o pato selvagem—os patos selvagens, alegria-alegres 6 fugiu-fugiram, sozinho o patinho-o patinho está sozinho 7 peixe-peixes, crasce-cresce 9 o água-na água

continua

Acréscimos/alterações	1 é 2 a, e, feio, era 3 ele, o, e tem 6 escutaram barulho de tiro e, com, e, ficou 7 e 8 e, o patinho 9 que se, e descobriu que era um cisne

Durante a retextualização do texto 1, foram utilizadas as operações 6 e 7. Quanto à 6ª operação – reconstrução de estruturas truncadas, concordâncias, reordenação sintática e encadeamentos –, foi preciso utilizá-la nas linhas 2, 6, 8 e 9. A linha 2, /*Pata mãe é triste cuidava o patinho e triste porque ele rir porque o patinho feio.*/, foi modificada para: /**A pata mãe estava triste e cuidava do patinho feio, o outro pato ria porque o patinho era feio.**/, levando-se em consideração a reconstrução da concordância e da estrutura truncada que causava referência ambígua na frase. Na linha 6, /*O pato medo fugiu é sozinho o patinho.*/, foram utilizadas tanto a 6ª quanto a 7ª operação, pois, além de novamente ser percebida a referência ambígua, foi preciso selecionar novas estruturas sintáticas e lexicais (7ª operação) para entender o sentido da frase, que ficou assim: /**escutaram barulho de tiro e fugiram com medo, e o patinho ficou sozinho.**/. Na linha 8 também foi utilizada a 6ª operação e modificou-se a estrutura /*encontrou e o cisne amigo*/ para /**e encontrou o patinho**/. E na linha 9 novamente foi preciso utilizar a 6ª e a 7ª operações. Quanto à 6ª operação, a frase /*O Cisne viu o água diverente o Pato.*/ foi reconstruída da seguinte maneira: /**que se viu na água e descobriu que era um cisne.**/. A 7ª operação pôde ser realizada pela seleção da estrutura /e descobriu que era um cisne/ em vez de /diverente pato/.

Na retextualização, foram necessárias poucas eliminações de artigos, palavras repetidas e estruturas inadequadas. Além disso, foram feitas algumas substituições, principalmente no que se refere a artigos por preposições, pronomes por nomes e tempo verbal, e alguns acréscimos e alterações de preposições por pronomes e artigos e acréscimos de novas estruturas sintáticas, como já foi citado quando se comentou sobre a 7ª operação.

O último texto analisado foi produzido no dia 28/8/02. Discutiu-se com Miguel sobre o que ele seria quando crescesse. Sugeriu-se que ele escrevesse sobre esse assunto; ele escreveu o texto sem pedir ajuda.

Texto 2 – Miguel

1 Primeiro eu vou estudar termina
2 Segundo eu vou trabalha estudar ganha tem dinheiro paga faculdade
3 Primeiro eu vou pensar.
4 Primeiro eu vou namorado depois segundo eu vou casamento.

Quanto à coesão seqüencial, verifica-se a justaposição marcada por sinais de pontuação apenas nas linhas 3 e 4. Com relação à recorrência de tempos verbais, verifica-se que Miguel, na linha 1, utilizou a locução verbal /vou estudar/ corretamente e, em todo o seu texto, usou os verbos acompanhados do auxiliar /vou/. Na linha 4, quando escreveu /vou namorado/ e /vou casamento/, o uso dos substantivos /namorado/ e /casamento/, em vez dos verbos /namorar/ e /casar/ pode ter relação direta com a língua de sinais, já que nessa língua tanto esses substantivos como esses verbos são produzidos da mesma forma.

Notam-se, pela primeira vez, articuladores metaenunciativos do grupo de organizadores textuais. Esses organizadores têm a função de estruturar a linearidade do texto e organizá-lo em uma sucessão de fragmentos complementares que facilitam o tratamento interpretativo, segundo Koch (2003). Os marcadores utilizados por Miguel se escrevem em séries; assim, na linha 1 aparece a palavra /**primeiro**/, na linha 2 /**segundo**/, na linha 3 /**primeiro**/ e na linha 4 /**primeiro**/ e /**depois segundo**/. Nota-se que, apesar de nas linhas 1 e 2 Miguel ter usado os marcadores corretamente, nas linhas 3 e 4 ele se confundiu e repetiu os dois primeiros articuladores. Quanto aos outros articuladores, não foram percebidos nesse texto.

Pode-se considerar que o texto de Miguel apresenta poucos problemas de coerência, e, como Miguel e o interlocutor estavam juntos no momento da produção desse texto, foi possível compreendê-lo. Apesar disso, na linha 1, foi preciso perguntar a Miguel o que ele queria dizer com /termina/; ele, então, explicou que deveria terminar o 2º grau. Esse dado foi incluído durante a retextualização. Também na linha 3, foi preciso perguntar a Miguel o que significava /primeiro eu vou pensar/ e ele explicou que ainda pensaria no curso que faria na faculdade. Esse dado também precisou ser incluído na retextualização.

No Quadro 10, será apresentada a retextualização do texto 2.

Durante a retextualização desse texto foi utilizada a 4ª operação – introdução da paragrafação e pontuação detalhada sem modificação da ordem dos tópicos discursivos – no final das linhas 1 e 2. A 6ª operação foi utilizada nas linhas 1, 2 e 4, principalmente com relação à concordância e aos encadeamentos; assim, na linha 1, /*Primeiro eu vou estudar termina*/, o último verbo foi modificado para /**terminar**/; na linha 2, /*Segundo eu vou trabalha estudar ganha tem dinheiro para faculdade*/, o encadeamento e

Quadro 10 – Retextualização do texto 2 (Miguel)

Texto original	1 Primeiro eu vou estudar termina 2 Segundo eu vou trabalha estudar ganha tem dinheiro paga faculdade 3 Primeiro eu vou pensar. 4 Primeiro eu vou namorado depois segundo eu vou casamento.
Retextualização	1 Primeiro eu vou estudar e terminar o 2º grau. 2 Depois eu vou trabalhar e estudar para ganhar dinheiro para pagar a faculdade. 3 Eu ainda vou pensar em que curso vou fazer na faculdade. 4 E por último eu vou namorar e casar.
Tipo de operação	4ª nas linhas 1 e 2 6ª nas linhas 1, 2 e 4 7ª nas linhas 1 e 3
Eliminações	2 tem 3 primeiro e 4 depois segundo eu vou
Substituições	1 termina-terminar 2 segundo-depois, trabalha-trabalhar, ganha-ganhar, paga-pagar 4 primeiro-e por último, namorado- namorar, casamento-casar
Acréscimos/alterações	1 e, o 2º grau 2 para, para, a 3 eu ainda, em que curso vou fazer na faculdade 4 eu

os verbos foram modificados para: /**Depois eu vou trabalhar e estudar para ganhar dinheiro para pagar a faculdade.**/; e, finalmente, na linha 4, /*Primeiro eu vou namorado depois segundo eu vou casamento.*/, o encadeamento e os verbos também foram

modificados para: /**E por último eu vou namorar e casar.**/.
A 7ª operação também foi utilizada nas linhas 1 e 3 por meio da seleção de novas estruturas sintáticas e novas opções lexicais. Dessa forma, na linha 1, acrescentou-se a informação /o 2º grau/ após o verbo /termina/, e na linha 3 adicionou-se a informação /em que curso vou fazer na faculdade/ após o verbo /pensar/.

Também nesse texto foram necessárias algumas substituições, principalmente no que concerne aos tempos verbais, alguns acréscimos de preposições, pronomes e, inclusive, de novas estruturas, como já foi comentado na 7ª operação, e poucas eliminações.

Quanto à coesão seqüencial, Miguel passou a refletir mais sobre sua escrita, principalmente no que concerne ao uso de preposições e de verbos. Seus verbos, do primeiro para o último texto, estão mais elaborados e a concordância está cada vez mais próxima do português formal. Miguel também passou a utilizar mais preposições e a questionar mais sobre qual preposição usar.

Quanto aos marcadores de relações espaciotemporais, no primeiro texto Miguel só utilizava o marcador /depois/, porém, no seu último texto, já se percebe um uso mais elaborado com os indicadores /primeiro/ e /segundo/. Quanto aos indicadores de relações lógico-semânticas, só foi percebido o uso do indicador de causalidade /porque/.

A coerência, nos textos de Miguel, foi facilmente conseguida por meio da interação social. Foi nessas interações que se percebeu o significado dos elementos lexicais que ele utilizou; além disso, foi por meio das interações que as expressões usadas por Miguel se ajustaram a princípios e regras de construção. Concorda-se com Franchi (1992), quando afirma que o sujeito se apropria do sistema lingüístico, construindo, juntamente com os outros, os objetos lingüísticos que utilizará na medida em que se constitui como autor e aos outros como interlocutores.

Dessa forma, percebe-se que Miguel está se apropriando do sistema lingüístico e se constituindo como sujeito da linguagem escrita. Todo esse processo teve relação com a sua história de vida e com o seu conhecimento de mundo, já que foram esses conhecimentos e a negociação com o outro que fizeram a atividade de escrita desse sujeito se transformar.

Caso 4 – Uriel

Uriel é o único surdo da família. Mora com a mãe e com uma irmã mais velha. O pai faleceu quando ele tinha 4 meses. Quando menor, estudou em escola especial oralista, depois passou a freqüentar outra instituição que utiliza a comunicação total, na qual aprendeu a usar a Língua Brasileira de Sinais. Hoje cursa a 7ª série de uma escola regular. Comunica-se basicamente por meio da Língua Brasileira de Sinais; sua fala é muitas vezes ininteligível. É um sujeito inteligente, mas muitas vezes desinteressado. Escreve bem, quase sempre sem ajuda, porém, em alguns momentos, tem uma postura negativa diante da escrita. Lê razoavelmente bem, mas pára com freqüência para perguntar o significado de algumas palavras, o que interrompe sua compreensão do texto. Além do tratamento fonoaudiológico, faz tratamento psicológico e reforço escolar desde os 3 anos. Recebeu atendimento fonoaudiológico desde pequeno em outra clínica, onde, segundo Uriel e a mãe, as atividades realizadas se centravam somente na fala. Reiniciou o tratamento fonoaudiológico em março de 2001.

Nesse primeiro texto, produzido no dia 23/3/01, Uriel contou que o apartamento de sua irmã havia sido roubado; foi sugerido, então, que ele escrevesse uma notícia sobre o roubo. Cabe ressaltar que Uriel é bastante independente para escrever, e geralmente só interrompe a escrita para perguntar como se escreve alguma palavra que não conhece; apesar disso, mostra-se bastante indisposto para as atividades com a escrita, alegando dificuldade.

Texto 1 – Uriel

> 1 Um **Acontecer**, minha irmã apartamento, o **ladrão** peça um ferro **forçar**, a porta quebr**ou** abril,
> 2 ele pulo na dentro casa andou viu todos cosia,
> 3 ele rourou TV. Radio, cd70.
> 4 Karina e Terezinha chegou para apartamento,
> 5 elas viu subiu Tv, rádio, cd 70,
> 6 ela ficou chora, chora, a Terezinha ficou **nervosa**.
> 7 Ela falou para namorada também eu.

Quanto à coesão seqüencial, houve recorrência de tempo e aspecto verbal, já que seu texto indica uma seqüência de eventos. Os verbos são colocados sempre no presente e no passado. Não se observa a concordância verbal para a primeira pessoa do plural, nas linhas 4, /Karina e Terezinha chegou/, e 5, /elas viu/. Não há registros também de articuladores de conteúdo proposicional com marcadores de relações espaciotemporais.

Observa-se que Uriel utilizou a pontuação em todo o seu texto, e esse fato deixou seu texto bem articulado, apesar de não ter utilizado os indicadores de relações lógico-semânticas nem os articuladores enunciativos e metaenunciativos.

A progressão tópica também foi notada por meio de estruturas com tema constante, isto é, a cada enunciado acrescentaram-se novas informações a um mesmo tema. Outro fator interessante é a recorrência de termos na linha 6, quando escreveu: /**ela ficou chora, chora**/.

No texto 1 não houve muitas dificuldades com relação à coerência, visto se considerar que esta se constitui na interação dialógica e pressupõe uma disponibilidade dos falantes em encontrar um ponto comum de entendimento. Dessa forma, por meio da interação e da troca de informações, conseguiu-se compreender e analisar o texto, atribuindo-lhe sentido. No Quadro 11, será apresentada a retextualização do texto 1 de Uriel.

Quadro 11 – Retextualização do texto 1 (Uriel)

Texto original	1 Um Acontecer, minha irmã apartamento, o ladrão pega um ferro forçar, a porta quebrou abril, 2 ele pulo na dentro casa andou viu todos cosia, 3 ele robrou TV. Radio, cd 70. 4 Karina e Terezinha chegou para apartamento, 5 elas viu subiu Tv, rádio, cd 70, 6 ela ficou chora, chora, a Terezinha ficou nervosa. 7 Ela falou para namorada também eu.
Retextualização	1 Aconteceu uma noite no apartamento da minha irmã, um ladrão pegou um ferro, forçou a porta, quebrou e abriu. 2 ele pulou para dentro da casa, andou e viu todas as coisas, 3 ele roubou a TV, o rádio e 70 CDs. 4 A minha irmã Karina e minha mãe Terezinha chegaram no apartamento, 5 elas viram que a TV, o rádio e os CDs haviam sumido. 6 A Karina chorou, chorou e a Terezinha ficou nervosa. 7 A minha irmã contou para o namorado e também para mim.

continua

continuação

Tipo de operação	6ª nas linhas 1, 2, 4, 5 e 7 7ª linha 4
Eliminações	5 70 6 ficou
Substituições	1 um acontecer-aconteceu, minha irmã apartamento-no apartamento da minha irmã, o ladrão-um ladrão, pega-pegou, forçar-forçou, abril-abriu 2 pulo-pulou, na dentro-para dentro, todos-todas, cosia-coisa 3 robrou-roubou, cd 70-70 CDs 4 chegou-chegaram, para apartamento-no apartamento 5 viu-viram, subiu-haviam sumido 6 ela-a Karina, chora, chora-chorou, chorou 7 ela-a minha irmã, falou-contou, namorada-namorado, eu-para mim
Acréscimos/alterações	1 uma noite, e 2 da, e, as 3 a, o, e 4 a minha irmã, minha mãe 5 que, a, o, e os 6 e 7 o, e

Na retextualização desse texto, foi utilizada a 6ª operação proposta por Marcuschi (2001) — reconstrução de estruturas truncadas, concordâncias, reordenação sintática e encadeamentos. Na linha 1, /*Um Acontecer, minha irmã apartamento, o ladrão pega um ferro forçar, a porta quebrou abril*/, foi preciso reordenar sintaticamente parte da frase e reconstruir a concordância de alguns verbos. Depois da operação o texto ficou desta forma: /**Aconteceu uma noite no apartamento da minha irmã, um ladrão pegou um ferro, forçou a porta, quebrou e abriu.**/. Na linha 2,

/*ele pulo na dentro casa andou viu todos cosia*/, foi necessário arrumar a concordância verbal, mudar a preposição /na/ para /para/, acrescentar uma preposição, e, assim, a frase foi modificada para: /**ele pulou para dentro da casa, andou e viu todas as coisas**/. Na linha 4, /*Karina e Terezinha chegou para apartamento*/, foi preciso mudar a concordância verbal e utilizar também a 7ª operação, selecionando novas opções lexicais para que a frase ficasse mais clara ao leitor; assim, a linha 4 foi modificada para: /**A minha irmã Karina e minha mãe Terezinha chegaram no apartamento**/. Na linha 5, /*elas viu subiu TV, rádio, cd 70*/, foi preciso modificar a estrutura sintática da frase, além de melhorar a concordância; assim a frase modificou-se para: /**elas viram que a TV, o rádio e os CDs haviam sumido.**/. E, finalmente, na linha 7, /*Ela falou para namorada também eu*/, foi preciso reconstruir as estruturas truncadas; dessa forma a frase ficou assim: /**A minha irmã contou para o namorado e também para mim.**/.

Vale notar que foram necessários alguns acréscimos, principalmente de artigos, várias substituições no que concerne aos aspectos verbais, mas pouquíssimas eliminações.

O segundo texto analisado foi produzido no dia 21/8/01, e se refere a um relato da vida de Uriel. Após a leitura de relatos de pessoas surdas, foi sugerido que ele escrevesse sobre sua história. No início, Uriel reclamou que não gostava de escrever, mas, depois que lhe foi explicado sobre a importância da escrita, ele concordou.

Quanto à coesão seqüencial, observa-se que essa é feita tanto pela recorrência de tempos verbais, principalmente no passado, como pela pontuação. Cabe ressaltar que, na linha 5, /O bebê **é** surdo/, e na linha 8, /A mãe falou **é** melhor/,

Texto 2 – Uriel

1 Eu sou surdo.
2 Minha mãe nasceu o filho é surdo, era o filho é nome Uriel.
3 O médico tirou o bebê, **cordão umbilical enrolado pescoço** quase morreu.
4 O bebê ficou surdo.
5 O levo para casa, a mãe não sabe o bebê e surdo.
6 A mãe falou Uriel! Uriel! eu não **escutei** eu está dormiu.
7 A mãe pensei o Uriel é surdo, a irmã também sabe o Uriel surdo.
8 A mãe falou e melhor levo para o São Paulo, a irmã ficar aqui com tia.
9 Outro dia a mãe levou para São Paulo.
10 O medico falou o uriel é surdo. Levou fono, pescologecia, professora
11 Eu foram o colégio é surda! Em 3 anos até 8anos,
12 8 anos eu foi o colégio é **ouvinte.**
13 Talvez o ouvinte despreze o eu.
14 Eu sou triste quando **despreze.**
15 Talvez eu embora o colégio Tia Paula
16 Eu vou colégio o Integral.

Uriel não colocou o acento no verbo /**é**/, o que pode causar certo estranhamento nos leitores e inclusive causar prejuízo na coerência. Ainda com relação aos verbos, nota-se inconstância com relação aos tempos verbais, já que ora os utiliza corretamente, como na linha 3, /O médico tirou o bebê/, na linha 4, /O bebê ficou surdo./, na linha 6, /Eu não escutei/, ora utiliza o tempo verbal inadequado, como na linha 7, /A mãe pensei/, na linha 11, /Eu foram/, e na linha 12, /8 anos eu foi/. Também se percebe que Uriel vem utilizando corretamente as preposições, como na linha 5, /levou **para** casa/, na linha 8, /**para** o São Paulo./. Em outros momentos, porém, não fez uso delas, como na linha 10, /Levou fono, pescologecia, professora/, e na linha 11, /Eu foram o colégio/. Esses fatos demonstram que Uriel está fazendo mais reflexões sobre a língua.

Também se percebem a continuidade tópica e o emprego de termos de um mesmo campo semântico, como /**médico**/ e /**cordão umbilical**/. É essa progressão textual que garante a continuidade dos sentidos do texto.

Uriel também utilizou marcadores de relações espaciotemporais na linha 9, quando escreveu /**Outro dia**/, na linha 11, quando escreveu /**Em 3 anos até 8 anos**/, na linha 12, quando escreveu /**8 anos eu foi o colégio**/, e na linha 14, quando escreveu /**quando**/. Uriel fez uso do operador discursivo/**também**/ na linha 7 e do modalizador /**talvez**/ nas linhas 13 e 15.

Cabe ressaltar, também, que, por meio desse texto, é possível compreender como Uriel se sente quanto à sua surdez, já que, nas linhas 13 e 14, escreveu que /**Talvez o ouvinte despreze o eu. Eu sou triste quando despreze.**/, mostrando ao leitor que talvez já tenha passado por situações de preconceito e desprezo com relação aos ouvintes e que essas situações o entristecem. Interessante notar a estratégia que Uriel utilizou quando se referiu a si mesmo, na linha 13, já que deveria ter dito /talvez o ouvinte me despreze/, mas, como ainda não possui o domínio das regras da língua portuguesa, usou apenas o pronome pessoal "eu".

Quanto à coerência, por meio da interação com Uriel foi possível entender perfeitamente todo o seu texto. Nota-se que ele utilizou expressões mais elaboradas, o que demonstra que ele está refletindo sobre o uso do português. Assim, a retextualização dos textos se mostrou, entre outras, uma atividade importante para que Uriel percebesse o funcionamento do português.

Quadro 12 – Retextualização do texto 2 (Uriel)

Texto original	1 Eu sou surdo. 2 Minha mãe nasceu o filho é surdo, era o filho é nome Uriel. 3 O médico tirou o bebê, cordão umbilical enrolado pescoço quase morreu. 4 O bebê e ficou surdo. 5 O levo para casa, a mãe não sabe o bebê e surdo. 6 A mãe falou Uriel! Uriel! eu não escutei eu está dormiu. 7 A mãe pensei o Uriel é surdo, a irmã também sabe o Uriel surdo. 8 A mãe falou e melhor levo para o São Paulo, a irmã ficar aqui com tia. 9 Outro dia a mãe levou para São Paulo. 10 O medico falou o uriel é surdo. Levou fono, pescologecia, professora 11 Eu foram o colégio é surda! Em 3 anos até 8 anos. 12 8 anos eu foi o colégio é ouvinte. 13 Talvez o ouvinte despreze o eu. 14 Eu sou triste quando despreze. 15 Talvez eu embora o colégio Tia Paula 16 Eu vou colégio o Integral.
Retextualização	1 Eu sou surdo. 2 Minha mãe estava grávida, o filho nasceu surdo, seu nome era Uriel. 3 O médico tirou o bebê, o cordão umbilical estava enrolado no pescoço, o bebê quase morreu 4 e ficou surdo. 5 A mãe levou o bebê para casa, ela não sabia que ele era surdo. 6 A mãe falou: "Uriel! Uriel!", e eu não escutei, eu continuei dormindo.

continua

continuação

Retextualização	7 E ela pensou: "O Uriel é surdo", e a minha irmã também sabia que eu era surdo. 8 A mãe falou: "É melhor eu levar o Uriel para São Paulo", e a minha irmã ficou com a minha tia. 9 No outro dia, a mãe me levou para São Paulo. 10 O médico de lá falou: "O Uriel é surdo". A mãe então me levou na fono, na psicóloga e na professora. 11 Depois eu fui para o colégio de surdos e fiquei lá dos 3 até os 8 anos. 12 Com 8 anos eu fui para um colégio de ouvintes. 13 Talvez os ouvintes me desprezem 14 e eu então fico triste quando isso acontece. 15 Talvez eu saia do Colégio Tia Paula 16 e vá para o Colégio Integral.
Tipo de operação	2ª linha 9 6ª linhas 4, 5, 6, 9, 10, 12, 13, 14, 15, 16 7ª linhas 2, 3, 4, 6, 7, 9, 10
Eliminações	2 é, o filho 4 o 7 o, aqui 10 em
Substituições	2 nasceu o filho-o filho nasceu, é nome- seu nome 5 Levo-levou, a mãe-ele, sabe-sabia, o bebê e-ele era 6 está dormiu-continuei dormindo 7 mãe pensei-ela pensou, sabe-sabia, o uriel-eu 8 e-é, levo-levar, ficar-ficou 10 pescologecia-psicóloga

continua

continuação

Substituições	11 foram-fui, é surda-de surdos 12 foi-fui, o-um, é ouvinte-de ouvintes 13 o ouvinte-os ouvintes, despreze o eu, me desprezem 14 sou-fico, despreze-isso acontece 15 eu embora-eu saia, o-do 16 vou-vá, colégio o Integral, o Colégio Integral
Acréscimos/alterações	2 estava grávida 3 o, estava, no, o bebê e 5 mãe, o bebê, que 6 e 7 e, e a minha, que, era 8 eu, o Uriel, e a minha, a minha 9 no, me 10 de lá, a mãe então me na, na, e na 11 depois, para, e fiquei lá dos, os 12 com, para 14 e 15 para

Na retextualização (Quadro 12), a 2ª operação – introdução da pontuação com base na intuição fornecida pela entonação das falas – foi utilizada na linha 10, que ficou da seguinte forma: **/O médico de lá falou: "O Uriel é surdo"./**.

A 6ª operação – reconstrução de estruturas truncadas, concordâncias, reordenação sintática e encadeamentos – foi utilizada na linha 5, /O *levo para casa, a mãe não sabe o bebê e surdo.*/, principalmente com relação à concordância; dessa forma a frase foi transformada em: /**A mãe levou o bebê para casa, ela não sabia que ele era surdo.**/. Na linha 6, a expressão /*está dormiu*/ foi modificada para /**continuei dormindo**/. Na linha 7, /*A mãe pensei o Uriel é surdo, a irmã* *também sabe o Uriel surdo./*, foi modificado o referente para uma anáfora pronominal e as concordâncias também foram melhoradas, e, assim, a frase foi reestruturada para: **/E ela pensou: "O Uriel é surdo", e a minha irmã também sabia que eu era surdo./**. Na linha 10, a estrutura */pescologecia/* foi modificada para **/psicóloga/**, e a linha 11, */Eu foram o colégio é surda! Em 3 anos até 8 anos/*, foi modificada para **/Depois eu fui para o colégio de surdos e fiquei lá dos 3 até os 8 anos./**. Nas linhas 13 e 14, */Talvez o ouvinte despreze o eu. Eu sou triste quando despreze./*, a concordância foi melhorada para: **/Talvez os ouvintes me desprezem e eu então fico triste quando isso acontece./**. E, finalmente, nas linhas 15 e 16, */Talvez eu embora o colégio Tia Paula eu vou colégio o Integral/*, foi melhorada tanto a concordância, quanto a reordenação sintática, e, assim, a frase foi modificada para: **/Talvez eu saia do Colégio Tia Paula e vá para o Colégio Integral./**.

A 7ª operação – tratamento estilístico com seleção de novas estruturas sintáticas e novas opções lexicais – foi utilizada nas linhas 2, 3, 4, 6, 7, 9 e 10 com o acréscimo de novas estruturas lexicais, o que pode ser observado no quadro acima.

Foram necessárias algumas substituições, principalmente no que concerne a concordância verbal e modificações de artigos para preposições.

Com base na análise dos dados de Uriel, percebe-se que ele está interagindo por meio do português escrito, constituindo-se sujeito-autor, isto é, ele mobiliza, do seu vasto conjunto de conhecimentos, o conteúdo temático para seu texto, realizando uma ação de linguagem (Bronckart, 1999).

Quanto ao trabalho de escrita, Uriel mudou sua postura, apesar de ainda alegar dificuldade. Com relação à coesão seqüencial, observa-se que a textualidade de seus textos melhorou; além disso, percebe-se o uso mais constante dos tempos verbais e da pontuação, fatos esses que tornaram seus textos mais inteligíveis.

Com relação à coerência, nota-se que o fato de a interlocutora e Uriel terem algo em comum facilitou a reconstrução dos sentidos de seus textos. Apesar disso, considera-se que o trabalho com a escrita ainda pode e deve ser melhorado, uma vez que o que muitas vezes se observa é que o trabalho com a escrita do surdo ainda está voltado apenas para os modelos utilizados geralmente pelos seus professores, seus interlocutores imediatos, o que faz que tenham poucas experiências com essa língua. Assim, percebe-se que, quando a natureza dialógica da linguagem não é exercitada, a escrita acaba ficando reduzida apenas a um sistema de código e não há uma relação significativa entre os sujeitos. Essa fixidez faz que a linguagem seja entendida apenas como mero reconhecimento e reprodução de um modelo.

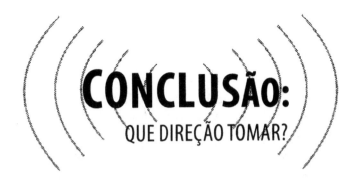

CONCLUSÃO:
QUE DIREÇÃO TOMAR?

Durante todo o meu percurso como fonoaudióloga, refleti sobre a melhor maneira de trabalhar a língua portuguesa dos surdos. Assim, o grande desafio foi conhecer as hipóteses que as crianças formulam no momento inicial da aquisição da escrita, para trabalhar com base nessas hipóteses na busca da escrita convencional socialmente valorizada. Percebeu-se cada vez mais a necessidade de tomar cada texto produzido pelos surdos como eventos significativos e de identificar, nessa escrita, marcas da singularidade de cada um.

Ao longo de dois anos de acompanhamento fonoaudiológico de quatro adolescentes surdos, sujeitos da pesquisa que originou este livro, foi possível realizar um trabalho de construção do português escrito em parceria com eles. O objetivo era participar na produção e não simplesmente aprovar ou corrigir os textos. Como Geraldi (1997), a produção de textos foi considerada ponto de partida de todo o processo de ensino/aprendizagem da língua, pois é no texto que a língua se revela em toda sua totalidade. Desse modo, o sujeito compromete-se com sua palavra e tem o que dizer, uma razão para dizer o que tem de dizer, para quem dizer, e constitui-se como tal, "enquanto sujeito que diz o que diz para quem diz" (Geraldi, 1997, p. 137). Em um primeiro momento, cada surdo escreveu seu texto sem interferência. Durante as produções, porém, o sujeito e o interlocutor partilharam a experiência de produzir um texto em português. Debateram idéias e discutiram a melhor forma de expressá-las em português, ou seja, interagiram e, juntos, trabalharam na construção dos sentidos desses textos. Em um segundo momento, por meio da prática dialógica, retextualizaram os textos, aproximando-os cada vez mais do português padrão.

Acompanhando os textos analisados dos quatro surdos, foi possível perceber que eles, no início do trabalho, tinham pouco conhecimento do português e esse conhecimento foi aumentando ao longo do trabalho. Um exemplo é percebido no caso de Daniel, que não costumava flexionar os verbos, geralmente não utilizava preposições nem elementos coesivos, e, após o trabalho conjunto, seu conhecimento a respeito da língua portuguesa escrita aumentou. Assim, a atividade conjunta com um adulto usuário das duas línguas propiciou que ele fosse afetado pela língua, efeito esse observado nas tentativas e no uso de formas gramaticais cada vez mais complexas. Além disso, ele mudou sua postura diante da linguagem escrita, perdeu seu receio de escrever e passou a produzir textos mais coesos e criativos.

Também se percebem, em todos os casos analisados, evidências de que estão aprendendo uma segunda língua. De acordo com Lightbown e Spada (1993), para quem está aprendendo uma segunda língua, é comum criar novas formas ou novas palavras até que consiga internalizar aquelas utilizadas pela maioria. As dificuldades com relação ao uso das preposições e flexões verbais também parecem demonstrar o grau de proficiência desses sujeitos no uso do português, já que, quando falantes estrangeiros estão aprendendo uma segunda língua, apresentam exatamente as mesmas dificuldades.

Os fatos acima citados ocorrem em graus diferentes nos dados obtidos, já que o primeiro caso analisado é o de uma criança em fase de aquisição da escrita, e, assim, em alguns momentos, sua escrita parece ser apenas telegráfica, deixando a cargo do leitor o preenchimento dos elementos lingüísticos que faltavam em seus textos. Já nos outros casos, podem-se claramente perceber as diferenças, uma vez que esses sujeitos apresentaram construções escritas mais claras e coerentes, nas quais pudemos observar a coesão seqüencial e a coerência.

Com relação à coesão seqüencial, os articuladores textuais foram aparecendo em maior quantidade e variedade. A coesão melhorou com o tempo nos textos de todos os surdos, que, além de utilizar melhor a pontuação e os tempos verbais, passaram a usar mais procedimentos para manter a seqüencialidade e a topicidade textuais.

Outro fator fundamental na construção dos textos escritos se refere à atividade de retextualização, na medida em que, por meio desse processo, foi possível compreender e reconstruir o sentido dos textos. Além disso, esse processo proporciona um exercício de compreensão do texto e de domínio dos gêneros textuais, o que possibilitou resgatar o sentido e a coerência dos textos. Por meio da retextualização, os surdos e o interlocutor puderam perceber algumas diferenças e similaridades entre a língua de sinais e o português escrito; esse processo também possibilitou que eles passassem a dominar certos aspectos formais do conjunto de convenções que regulamentam o uso social da escrita. A retextualização tornou-se um exercício fundamental para o seu melhor desempenho, além de ter sido uma grande motivação, pois eles passaram a aceitar destemidamente o desafio da escrita, aumentando sua auto-estima e manifestando mais disposição para escrever, produzindo textos cada vez mais elaborados e coerentes. Como salienta Balieiro (2003, p. 107),

> a prática de escritura vai além do domínio formal da língua. Ela tem que ver com uma identificação do sujeito, com uma forma-sujeito "já-lá" prevista para ser ocupada e a possibilidade de, aí, ocupar essa posição específica. Não se identificar nessa posição, como autor, significa não fazê-lo nem com as coerções que esse discurso imprime ao sujeito, nem com o universo imaginário que ele supõe, cujos efeitos de sentido não são controláveis.

As operações de retextualização mais utilizadas em todos os textos foram a 6ª (reconstrução de estruturas truncadas, concordâncias, reordenação sintática, encadeamentos) e a 7ª (tratamento estilístico com seleção de novas estruturas sintáticas e novas opções lexicais).

Cabe esclarecer que a atividade de retextualização não é o principal aspecto de todo o processo de produção textual, isto é, essa atividade não deve ser usada com intuito apenas de "corrigir" o texto. Antes da retextualização, houve uma atividade de produção textual conjunta por meio de atividades significativas. Nesse processo foi possível analisar lingüisticamente as produções textuais, evidenciar o papel do outro na construção textual, o processo singular de cada um e a importância de o outro ter o domínio da língua de sinais. Enfim, a retextualização tem papel fundamental no processo de aquisição e produção da escrita, mas não é o ponto mais importante desse processo.

Além dos aspectos comentados, podem-se comparar os diferentes momentos de aquisição e perceber a singularidade de cada surdo, que passou a refletir sobre a própria língua e usar a escrita de maneira diferente da fala ou da língua de sinais. A escrita tornou-se um espaço a mais de manifestação da singularidade (Abaurre, Fiad e Mayrink-Sabinson, 1997). Mais do que olhar para a escrita de "surdos", pôde-se perceber as manifestações escritas de pessoas que, em suas singularidades, constroem representações próprias sobre o funcionamento da língua portuguesa como resultado de suas próprias interações sociais com essa língua.

Isso sugere que os profissionais que trabalham com surdos precisam observar as características da escrita de cada um e reconhecer a construção da escrita como um processo, no qual o produtor do texto e o leitor devem interagir para negociar os sentidos do texto; assim, o outro interpreta o texto e, juntamente com o sujeito, constrói a coerência e a coesão.

A coerência, nesse sentido, implica mais que uma análise lingüística; pressupõe que essa análise se dirija ao processo dialógico que se estabelece entre os sujeitos do discurso, uma vez que depende da descoberta da intenção das ações do autor. A coerência não se apresenta no discurso como algo pronto, estático, acabado, mas se constitui na interação dialógica e pressupõe uma disponibilidade dos falantes para encontrar um ponto comum de entendimento.

Em relação aos dados da pesquisa que originou este livro, no primeiro caso analisado, foi preciso interferir mais vezes para compreender o sentido do texto, principalmente pela falta de enunciados completos. Já nos três outros casos, além de os surdos solicitarem menos ajuda, foi mais fácil atribuir sentido aos textos, exceto nos pontos em que houve referência ambígua ou ruptura de tópico.

De acordo com as análises mostradas neste livro, o domínio do português escrito só acontecerá por meio de seu uso constante; assim, os surdos, como os ouvintes, precisam ter acesso aos diferentes tipos de textos escritos. Além disso, o trabalho com a escrita deve partir daquilo que esses indivíduos já possuem, ou seja, da língua de sinais, pois é essa língua que dará toda a base lingüística para a aprendizagem de qualquer outra língua. Desse modo, as dificuldades encontradas no português escrito dos surdos podem ser referenciais para um trabalho com a escrita como segunda língua, já que não se trata apenas de ensinar a linguagem escrita, mas de usá-la, ou seja, fazê-la funcionar como recurso para interação e interlocução, de maneira que o sujeito possa manipular a língua portuguesa nas suas várias possibilidades.

No caso dos surdos, o processo de alfabetização como interação e interlocução acaba, muitas vezes, sendo desconsiderado, e a escrita produzida por eles está dissociada de suas experiências de vida e de linguagem. Conforme Silva (2001), o processo educacional dos surdos deve levar em conta a aprendizagem da língua portuguesa escrita dotada de coesão e coerência, de modo a possibilitar que esses sujeitos ressignifiquem as condições de indivíduos singulares no convívio social. A análise dos textos deste estudo mostrou que é possível verificar que os surdos constroem textos com coerência e coesão, e que, por meio das trocas interacionais com um letrado, o surdo pode tornar-se fluente no português escrito. Com efeito, os surdos têm a capacidade de escrever textos bem estruturados, claros, organizados e com significação. Para que isso aconteça, porém, são necessárias várias mudanças na sua educação. Primeiro, a língua de sinais deve ser aceita e usada dentro da escola, afinal, será por meio dela que esses sujeitos poderão comparar e ap-render uma segunda língua. Segundo, as atividades com a escrita devem privilegiar a dimensão discursiva da linguagem, envolvendo a interação professor–aluno, terapeuta–paciente. O professor/terapeuta deve ser o orientador, o mediador, o parceiro e o cúmplice na construção dessa língua, deixando o surdo livre para formular hipóteses até que chegue à escrita convencional socialmente valorizada. Dessa forma, é fator *sine qua non* que a escrita tenha valor significativo, pois, como entende Freire (1997), a aquisição da leitura e da escrita deve possibilitar à criança a integração de atividades em que a escrita tenha sua função natural resgatada pelo outro, que a interpreta como atividade simbólica e constitutiva. Somente dessa forma é que os surdos terão o mesmo acesso à educação que os ouvintes.

A proposta apresentada nesta obra é apenas um exemplo de como, por meio da atividade conjunta com um adulto, o surdo é capaz de desenvolver a linguagem escrita. Assim, os professores, principalmente do ensino regular, deverão adaptar suas práticas com a linguagem escrita, já que fica praticamente impossível mediar a escrita de todos os seus alunos e retextualizar todos os textos. Porém, com criatividade e perseverança é possível que cada professor encontre o melhor caminho para trabalhar com seus alunos a linguagem escrita, sejam eles surdos ou não.

Para finalizar, conclui-se que, por meio da interação dialógica, terapeuta e sujeito podem trabalhar a aquisição de novos conceitos, percebendo que é nos processos discursivos que as significações emergem. Na construção de sentidos dos textos produzidos pelos surdos, pode-se perceber que dificuldades de produção e interpretação textuais foram se tornando menos significativas à medida que os surdos puderam contar com uma interlocutora/co-autora para assumir a posição de autores.

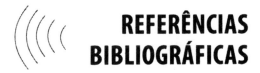

REFERÊNCIAS BIBLIOGRÁFICAS

ABAURRE, M. D.; FIAD, R. S.; MAYRINK-SABINSON, M. L. *Cenas de aquisição da escrita: o sujeito e o trabalho com o texto.* Campinas: ALB, 1997.

ARANTES, L. "O fonoaudiólogo, este aprendiz de feiticeiro." In: LIER-DE-VITTO, M. F. (org.). *Fonoaudiologia: no sentido da linguagem.* São Paulo: Cortez, 1997.

BALIEIRO, R. B.; GALLO, S. L. "Escrita e surdez: uma proposta discursiva." In: BERBERIAN, A. P.; MASSI, G.; GUARINELLO, A. C. (org.) *Linguagem escrita: referenciais para a clínica fonoaudiológica.* São Paulo: Plexus, 2003.

BASTOS, L. K. X. *Coesão e coerência em narrativas escolares escritas.* 1984. Dissertação (Mestrado em Lingüística) – Instituto de Estudos da Linguagem, Universidade Estadual de Campinas, Campinas, São Paulo.

BOTELHO, P. *Linguagem e letramento na educação dos surdos: ideologias e práticas pedagógicas.* Belo Horizonte: Autêntica, 2002.

BRONCKART, J. P. *Atividade de linguagem, textos e discursos: por um interacionismo sócio-discursivo.* São Paulo: Educ, 1999.

CARDOSO, C. J. *A socioconstrução do texto escrito: uma perspectiva longitudinal*. Campinas: Mercado de Letras, 2002.

CHAROLLES, M. "Coherence as a principle in the interpretation of discourse." In: *Text and Talk: an Interdisciplinary Journal of Language, Discourse & Communication Studies*. Amsterdã: Mouton Publishers, 1983. p. 71-97.

COSTA VAL, M. G. *Redação e textualidade*. 2. ed. São Paulo: Martins Fontes, 1999.

COUDRY, M. I. H. *Diário de Narciso*. São Paulo: Martins Fontes, 1988.

FÁVERO, L. L. *Coesão e coerência textuais*. São Paulo: Ática, 1995.

_____. "A informatividade como elemento de textualidade." *Letras Hoje*. Porto Alegre, v. 18, n. 2, p. 13-20, jun. 1985.

FELIPE, T. "Introdução à gramática da Libras." In: FERREIRA BRITO, L. et al. *Língua brasileira de sinais*. Brasília: Seesp, 1998. v. 3. (Série Atualidades Pedagógicas, n. 4)

_____. Por uma tipologia de verbos em LSCB. In: ENCONTRO NACIONAL DA ANPOLL, 7, 1992, Porto Alegre. Anais... Porto Alegre: [s.n.], 1992.

FERNANDES, E. *Linguagem e surdez*. Porto Alegre: Artmed, 2003.

_____. "Parecer solicitado pela Federação Nacional de Educação e integração do surdo sobre a Língua de Sinais usada nos centros urbanos do Brasil." *Revista Integração*, Brasília, ano 5, n. 13, 1994.

_____. *Problemas cognitivos e lingüísticos do surdo*. Rio de Janeiro: Agir, 1990.

FERNANDES, S. F. *Surdez e linguagens*: é possível o diálogo entre as diferenças? 1998. Dissertação (Mestrado em Letras) – Faculdade de Ciências Humanas, Letras e Artes, Universidade Federal do Paraná, Curitiba, Paraná.

FERREIRA BRITO, L. *Integração social e educação de surdos*. Rio de Janeiro: Babel, 1993.

_____ et al. *Língua Brasileira de Sinais*. Brasília: Seesp, 1998. v. 3. (Série Atualidades Pedagógicas, n. 4)

_____. *Por uma gramática das línguas de sinais*. Rio de Janeiro: Tempo Brasileiro, 1995.

_____. "Uma abordagem fonológica dos sinais da LSCB." *Espaço: Informativo Técnico-Científico do Ines*. Rio de Janeiro, n. 1, jul./dez. 1990.

FRANCHI, C. "Criatividade e gramática." *Cadernos de Estudos Lingüísticos*. Campinas, Unicamp, 1992.

FREIRE, M. R. "A metáfora da dislexia." In: LOPES FILHO, O. *Tratado de fonoaudiologia*. São Paulo: Roca, 1997.

FRIÃES, H. M. S.; PEREIRA, M. C. C. "Compreensão de leitura e surdez." In: LACERDA, C. B. F.; GÓES, M. C. R. *Surdez: processos educativos e subjetividade*. São Paulo: Lovise, 2000.

GERALDI, J. W. *Linguagem e ensino: exercício de militância e divulgação*. Campinas: Mercado de Letras, 1996.

_____. *Portos de passagem*. São Paulo: Martins Fontes, 1997.

GRICE, H. P. "Lógica e conversação." In: DASCAL, M. (org). *Fundamentos metodológicos de lingüística*. São Paulo: IEL / Unicamp, 1982.

GUARINELLO, A. C. *O papel do outro no processo de construção da produção da escrita de sujeitos surdos*. 2004. Tese (Doutorado em Estudos Lingüísticos) – Programa de Pós-Graduação em Letras, Universidade Federal do Paraná, Curitiba, Paraná.

KATO, M. A. *A concepção da escrita pela criança*. Campinas: Pontes, 1992.

KOCH, I. G. V. *A coesão textual*. São Paulo: Contexto, 1999.

_____. "A intertextualidade como fator da textualidade." In: FÁVERO, L. L.; PASCHOAL, M. S. Z. (org.). *Lingüística textual: texto e leitura*. São Paulo: Educ, 1986. (Série Cadernos PUC 22)

_____. "Aquisição da escrita e textualidade." *Cadernos de Estudos Lingüísticos*. Campinas, n. 29, p. 109-17, jul./dez. 1995.

_____. "A situacionalidade como elemento de textualidade." *Letras Hoje*, Porto Alegre, v. 18, n. 2, p. 21-28, jun. 1985.

_____. *Desvendando os segredos do texto*. São Paulo: Cortez, 2003.

_____. *O texto e a construção dos sentidos*. São Paulo: Contexto, 1997.

KOCH, I. G. V.; MARCUSCHI, L. A. "Processos de referenciação na produção discursiva." *Delta*, v. 14, número especial, p. 169-90, 1998.

KOCH, I. G. V.; TRAVAGLIA, L. C. *A coerência textual*. São Paulo: Contexto, 1999.

LANE, H. *When the mind hears: a history of the deaf*. Nova York: Vintage Books, 1984.

LIGHTBOWN, P.; SPADA, N. *How languages are learned*. Oxford: Oxford University Press, 1993.

MARCUSCHI, L. A. *Da fala para a escrita: atividades de retextualização*. São Paulo: Cortez, 2001.

_____. *Quando a referência é uma inferência*. In: Grupo de Estudos Lingüísticos de São Paulo, GEL, Assis, 2000.

MASSINI-CAGLIARI, G. *O texto na alfabetização: coesão e coerência*. Campinas: Mercado de Letras, 2001.

MAYRINK-SABINSON, M. L. "Um evento singular." In: ABAURRE, M. B.; FIAD, R. S.; MAYRINK-SABINSON, M. L. (orgs.). *Cenas de aquisição da escrita: o sujeito e o trabalho com o texto*. Campinas: ALB, 1997.

MONDADA, L.; DUBOIS, D. "Construction des objets de discours et catégorisation: une approche des processus de référenciation." *Travaux Neuchâtelois de Linguistique*, v. 23, p. 273-302, 1995.

PIAGET, J. *Biologia e conhecimento*. Petrópolis: Vozes, 1996.

POLLACK, D. *Educacional audiology for the limited hearing infant and preschooler.* Springfield: Charles C. Thomas, 1970.

QUADROS, R. M. *Educação de surdos: a aquisição da linguagem.* Porto Alegre: Artes Médicas, 1997.

QUADROS, R. M.; KARNOPP, L. *Lingüística aplicada à língua de sinais brasileira.* Porto Alegre: Artes Médicas, 2004.

RICHTER, M. G. *Ensino do português e interatividade.* Santa Maria: UFSM, 2000.

ROSA, A. M. *(Res)significando a questão da linguagem no trabalho com a criança surda.* São Paulo, 1998. Dissertação (Mestrado em Distúrbios da Comunicação) – Faculdade de Ciências Biológicas e da Saúde, Pontifícia Universidade Católica de São Paulo, São Paulo.

SANCHEZ, C. M. "La lengua escrita: ese esquivo objeto de la pedagogía para sordos y oyentes." In: SKLIAR, C. (org.). *Atualidade da educação bilíngüe para surdos.* Porto Alegre: Mediação, 1999. v. 2.

SCHLESINGER, I. M.; NAMIR, L. (eds.). *Sign language of the deaf: psychological, linguistic and sociolinguistic perspectives.* Nova York: Academic Press, 1978.

SHIRO, M. "Inferences in discourse comprehension." In: COULTHARD, M. (ed.) *Advances in written text analysis.* Londres: Routledge, 1994. p.167-78.

SILVA, M. P. M. *A construção de sentidos na escrita do aluno surdo.* São Paulo: Plexus, 2001.

_____. *A construção de sentidos na escrita do sujeito surdo.* 1999. Dissertação (Mestrado em Educação) – Setor de Psicologia Educacional, Universidade Estadual de Campinas, Campinas, São Paulo.

SKLIAR, C. (org.). *Educação & exclusão: abordagens sócio-antropológicas em educação especial.* Porto Alegre: Mediação, 1997a.

_____. *La educación de los sordos: una reconstrucción histórica, cognitiva y pedagógica.* Mendoza: Ediunc, 1997b. (Serie Manuales n. 17)

STOKOE, W. "Sign language structure: an outline of the visual communication system of the American deaf." *Studies in Linguistics. Ocasional Papers 8.* Silver Spring: Linstok Press, 1960.

STOKOE, W.; CASTERLINE, D.; CRONEBERG, L. *A dictionary of American Sign Language on linguistic principles.* Silver Spring: Listok Press, 1978.

SVARTHOLM, K. "La educación bilíngüe de los sordos: princípios básicos." *Revista El Bilingüismo de los Sordos.* Santa Fé de Bogotá, v. 1, n. 3, 1997.

SVARTHOLM, K. "Second language learning in the deaf." In: AHLGREN, I.; HYLTENSTAM, K. (eds.). *Bilingualism in deaf education.* Hamburgo: Signum-Verl, 1994. p. 61-70.

TRENCHE, M. C. B. *A criança surda e a linguagem no contexto escolar.* 1995. Tese (Doutorado em Educação) – Instituto de Estudos da Linguagem, Pontifícia Universidade Católica de São Paulo, São Paulo.

VIEIRA, M. I. S. *O efeito do uso de sinais na aquisição de linguagem da criança surda filha de pais ouvintes.* 2000. Dissertação (Mestrado em Distúrbios da Comunicação) – Faculdade de Fonoaudiologia, Pontifícia Universidade Católica de São Paulo, São Paulo.

A AUTORA

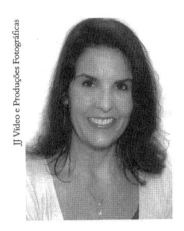

JJ Vídeo e Produções Fotográficas

Ana Cristina Guarinello é fonoaudióloga, mestre em Educação pela Universidade de Bristol, Inglaterra, e doutora em Estudos Lingüísticos pela Universidade Federal do Paraná (UFPR). Docente da graduação em Fonoaudiologia e do mestrado em Distúrbios da Comunicação da Universidade Tuiuti do Paraná, é organizadora do livro *Linguagem escrita: referenciais para clínica fonoaudiológica*, editado pela Plexus em 2003.

www.gruposummus.com.br

IMPRESSO NA
sumago gráfica editorial ltda
rua itauna, 789   vila maria
02111-031   são paulo   sp
telefax 11 **6955 5636**
sumago@terra.com.br